Ellen de Visser

DER EINE PATIENT, DER MEIN LEBEN VERÄNDERT HAT

Ellen de Visser

DER EINE PATIENT, DER MEIN LEBEN VERÄNDERT HAT

Ärzte und Pflegekräfte erzählen von ihren berührendsten Begegnungen

mvgverlag

Bibliografische Information der Deutschen Nationalbibliothek
Die Deutsche Nationalbibliothek verzeichnet diese Publikation in der Deutschen Nationalbibliografie. Detaillierte bibliografische Daten sind im Internet über http://d-nb.de abrufbar.

Für Fragen und Anregungen:
info@mvg-verlag.de

1. Auflage 2020

Nymphenburger Straße 86
D-80636 München
Tel.: 089 651285-0
Fax: 089 652096

Die Übersetzung und Veröffentlichung dieses Buches wurde von der niederländischen Stiftung für Literatur gefördert.

N ederlands letterenfonds
dutch foundation for literature

Übersetzung: Mirjam Madlung
Redaktion: Bärbel Jänicke
Umschlaggestaltung: Marc Fischer
Umschlagabbildung: shutterstock.com/godfather744431
Satz: Röser MEDIA GmbH, Karlsruhe
Druck: GGP Media GmbH, Pößneck
Printed in Germany

ISBN Print 978-3-7474-0141-5
ISBN E-Book (PDF) 978-3-96121-499-0
ISBN E-Book (EPUB, Mobi) 978-3-96121-500-3

Weitere Informationen zum Verlag finden Sie unter

www.mvg-verlag.de

Beachten Sie auch unsere weiteren Verlage unter www.m-vg.de.

VORWORT

Mein Schwager Huib wurde an einem sonnigen Tag im Februar beerdigt – an einem solchen Tag wäre er gern auf sein Rennrad gestiegen –, und irgendwo unter den vielen Gästen im vollbesetzten Saal saß auch ein trauernder Onkologe. Er war Arzt in dem nahe gelegenen Krankenhaus und hatte sich den Vormittag freigenommen. Er wollte von einem Patienten Abschied nehmen, der sein Freund geworden war und von dem er viel gelernt hatte, erzählte er mir. Seine Bemerkung ließ mich aufhorchen. Dass Patienten von ihrem Arzt lernen, fand ich einleuchtend: Sie erfahren, wo ihre Beschwerden herkommen und was man gegen sie tun kann. Aber andersherum? Sollte es noch mehr Ärzte geben, die einen Patienten, eine Patientin im Gedächtnis behalten hatten, eine Patientengeschichte, die ihnen nicht mehr aus dem Sinn ging?

Das gab den Anstoß zu einer Serie, die wir im Sommer 2017 in der Wissenschaftsredaktion der *Volkskrant* entwarfen: Ärzte sollten uns von einer beeindruckenden Begegnung mit einem Patienten oder einer Patientin erzählen, aus der sie etwas gelernt hatten. Sechs Folgen waren geplant. Es war als eine kleine Serie gedacht, wie sie sich die Zeitungen zur Überbrückung der flaueren Sommerzeit ausdenken. Wir nahmen an, dass es nicht leicht sein würde, Ärzte zu finden, die eine so persönliche Geschichte erzählen wollten.

Das Gegenteil war der Fall. Viele Ärzte hatten Lust, sich daran zu beteiligen. Sie schienen alle jemanden im Sinn zu haben, über den sie berichten wollten. So wuchs sich ein zeitlich befristeter Versuch zu einer wöchentlichen Rubrik aus. Im Lauf der Zeit kamen Ärzte von sich aus auf uns zu. Wir erweiterten das Spektrum, denn auch Krankenpfleger und Krankenschwestern wollten zu unserer Rubrik beitragen, Psychologen und Psychologinnen, eine Geburtshelferin, eine klinische Sozialarbeiterin.

Welche Geschichte ich zu hören bekommen würde, wusste ich meistens nicht, wenn ich mich verabredete. Ich erinnere mich an einen grauen Montagmorgen im April, an dem eine Forensikerin mir beschrieb, wie über einem Kornfeld die Sonne aufging, kurz nachdem sie unten an der Böschung den Tod eines jungen Motorradfahrers festgestellt hatte, und wie ergriffen sie von diesem Stillleben gewesen sei. Ich weiß noch, dass ich danach etwas verstört wieder auf der Straße stand, umtost vom Amsterdamer Verkehr.

Ärzte und Pflegekräfte entwickeln eine Art professionelle Empathie: Sie nehmen zwar Anteil, halten aber gefühlsmäßig Abstand – wie einen aufgespannten Schirm, der sie vor der schweren emotionalen Belastung ihres Berufs schützt. Es gibt jedoch Patienten, die diesen Schutzschirm durchdringen, Patienten, die sie aus ganz verschiedenen Gründen berühren und für ihr Denken und Handeln prägend werden. Davon wollten all diese Menschen, die mit Kranken arbeiteten, gern erzählen. Sie offenbarten dabei eine Verletzlichkeit, die mich jede Woche aufs Neue erstaunte.

In der medizinischen Welt gelten Gefühle schon lange nicht mehr als ein Zeichen von Schwäche. Die Qualität der Versorgung wird davon beeinflusst, was Ärzte fühlen, schreibt die amerikanische Internistin Danielle Orfi in ihrem

Buch *What Doctors Feel*. Ärzte und Pflegekräfte lernen nicht nur, indem sie sich medizinisch-technische Kenntnisse aneignen, sondern auch durch die Erfahrungen, die sie machen. »Wir haben eine so intensive Beziehung zu Menschen in einer für sie außergewöhnlichen und oft besonders gefühlsbetonten Zeit ihres Lebens, dass wir unweigerlich davon berührt und zum Nachdenken angeregt werden.«

Unseren Leserinnen und Lesern kamen die vermeintlich unnahbaren Männer und Frauen in ihren weißen Kitteln Woche für Woche näher. Sie ließen uns wissen, wie sehr sie deren Offenheit berührte, dass sie die nächsten Geschichten mit Spannung erwarteten und von den Einsichten, die darin zum Ausdruck kamen, tief bewegt waren. Da gab es den Dichter, der ein Gedicht für eine Psychiaterin verfasste, die alte Dame, die per E-Mail ihre Unterstützung für einen Internisten, dem ein ärztlicher Fehler unterlaufen war, bekundete, und den Mann, der eingestand, während des Frühstücks beim Lesen der Geschichte eines Onkologen in Tränen ausgebrochen zu sein.

Der schwedisch-bulgarische Illustrator Tzenko Stoyanov, der jede Geschichte in einer wunderbaren Zeichnung zusammenfasste, schrieb mir: »Manchmal zerreißt es mir das Herz. Die Menschen sind einfach großartig.«

Ein paar Tage, nachdem der Medizinethiker Erwin Kompanje von der jungen Frau erzählt hatte, die etwa zwanzig Jahre zuvor in seinem Krankenhaus gestorben war, erhielt ich eine Nachricht von ihrem damaligen Freund. Er schickte mir ein Foto von seiner Irma. So konnte ich mir ein Bild von der Patientin machen, über die ich geschrieben hatte. Ein solcher Einblick war mir im Lauf der Zeit noch einige Male vergönnt. Der Patient des Gastroenterologen Joost Drenth hat in seinen letzten Lebenstagen im Hospiz die Erzählung, in der es um ihn ging, mitgelesen. Und er bedankte sich bei seinem Arzt für dessen Mut: »Ich finde, du bist tapfer, Joost. Du weichst wirklich nicht von der Seite deiner Patienten.«

Dieses Buch erzählt von Patienten, die denen, die sich von Berufs wegen um sie kümmerten, etwas gezeigt haben. Sie gaben ihnen die Chance, etwas zu lernen, über ihren Beruf, über sich selbst und über das Leben.

Ellen de Visser
Amsterdam, Februar 2019

DER RADRENNFAHRER

Onkologe
Pieter van den Berg (43)

»Der Chirurg kündigte an, dass ein Radrennfahrer zu mir in die Sprechstunde käme, und ich weiß noch, dass ich mich darauf freute. Mit dem werde ich mich gut verstehen, dachte ich, denn ich fahre selbst leidenschaftlich gern Rad. ›Es ist schon ein besonderer Patient‹, sagte er noch. Das stimmte. Huib wirkte nicht im Mindesten eingeschüchtert in der Gegenwart von Ärzten. Er war sehr direkt. Ich fühlte mich von seinem Humor und seiner Ironie angesprochen. Wir redeten vielleicht eine Minute über den Krebs, die restlichen zwanzig Minuten ging es ums Radfahren.

Zehn Monate zuvor hatte er sich einer Darmkrebsoperation unterziehen müssen, nun waren Metastasen aufgetaucht. Das Einzige, was wir ihm noch anbieten konnten, war Chemotherapie. Eine Behandlung, die sein Leben ein wenig verlängern konnte. Statistisch gesehen, hatte er noch etwa ein Jahr zu leben. Aber Huib trotzte allen Statistiken. Er unternahm jede Woche lange Touren, kletterte in Spanien auf die höchsten Berge und radelte mitten durch seine Chemos hindurch. ›Jetzt tut wenigstens *alles* weh‹, sagte er dann.

Man gab ihm ein Jahr, er machte gut zwei daraus. Ich kann es nicht beweisen, aber ich bin mir ziemlich sicher, dass es mit dem Fahrradfahren zusammenhing. Er fühlte sich besser dadurch, litt weniger unter den Nebenwirkungen. Außerdem verschaffte ihm das Fahrradfahren etwas Ablenkung, er konnte den Krebs mal für kurze Zeit von sich abschütteln.

Es ist wissenschaftlich nicht erwiesen, dass Krebspatienten länger leben, wenn sie sich viel bewegen. Die Gründe sind eher im Wohlbefinden zu suchen, sowohl physisch als auch psychisch. Bewegung stärkt die Widerstandskraft, und das wiederum lässt die Patienten all das Elend, das sie aushalten müssen, besser durchstehen. Das erkläre ich meinen Patienten nun Tag für Tag, und ich erzähle dabei von Huib.

Auf ihn ist es zurückzuführen, dass wir mittlerweile in unserem Krankenhaus ein Bewegungsprogramm planen. Warum sollten Patienten aus der näheren Umgebung für einen Termin oder eine Behandlung nicht mit dem Fahrrad zu uns kommen? Wir wollen Fahrradbegleiter einstellen, Freiwillige, die mit den Patienten mitradeln, sie abholen und nach Hause begleiten. Ich glaube, dass man selbst nach einer Chemo noch aufs Fahrrad steigen und nach Hause fahren kann. Wir sollten die Kraft der Patienten nicht unterschätzen.

In den zwei Jahren entwickelte sich zwischen Huib und mir eine Freundschaft. Ich habe mich gefragt, ob das möglich, ob das erlaubt war und ob hier nicht Abhängigkeit eine Rolle spielte. Aber Huib war ein vollkommen autonomer Mensch. Unsere Freundschaft vertiefte sich noch, als ich ihm von meinen Plänen erzählte. Ich wollte in unserer Klinik einen Chemogarten einrichten, einen Pavillon, in dem die Patienten entspannen und draußen im Freien ihre Chemotherapie bekommen können. Dafür benötigten wir noch eine Menge Geld. Er schlug vor, eine Fahrradtour zu organisieren, um Sponsoren zu gewinnen. Es wurde ein großer Erfolg – wir haben fünfzigtausend Euro zusammengebracht. Der Weg zwischen Klinikgebäude und Garten ist nach Huib benannt.

Ich achte sehr darauf, das tägliche Leid, das ich erlebe, nicht mit nach Hause zu nehmen. Die Patienten bekommen meine volle Anteilnahme, aber sobald ich aus dem Klinikgebäude trete, muss ich die Sorgen hinter mir lassen, sonst schaffe ich es nicht. In Huibs Fall ist mir das nicht gelungen. Nie zuvor ist mir ein Patient so nahegegangen.

Als er nicht mehr konnte, hat er mich gefragt, ob ich ihm Sterbehilfe leisten würde. Ich ging bei ihm vorbei, um darüber zu sprechen. Er sah mir an, wie schwer ich mich damit tat. ›Du springst doch nicht ab, oder?‹, fragte er besorgt. Und dann, mit seinem typisch schrägen Humor: ›Weißt du, für wen das Ganze wirklich schwierig ist? Für mich!‹ Ich wollte ihn nicht im Stich lassen – aber der Donnerstagnachmittag, als ich seinem Leben ein Ende bereitete, war schwer und traurig.

Er hat mir einmal ein Fahrradshirt schenken wollen. Ich habe es abgelehnt, ich fand, dass ich von Patienten keine Geschenke annehmen kann. Nach seinem Tod brachte mir seine Frau ein Päckchen. Es war ein Fahrradtrikot. Ein Zettel von Huib lag dabei: *Jetzt hab ich doch das letzte Wort.*«

WIDERSTANDSKRAFT

Kinderärztin
Elise van de Putte (60)

»Es war so ein hübsches Mädchen, zwei Jahre alt, eine kleine Puppe. Die Mitarbeiterinnen der Kindertagesstätte hatten bemerkt, dass sie am ganzen Körper blaue Flecken hatte und eine große Blase auf dem Fuß. Sie hatten sich an »Veilig Thuis«* gewandt, und die Organisation hatte uns gebeten, einen Blick auf das Kind zu werfen. Handelte es sich möglicherweise um Kindesmisshandlung? So saßen sie eines Tages bei mir in der Sprechstunde: das Kind, die Mutter und der Stiefvater.

Wir haben die Kleine sofort bei uns aufgenommen. Auch auf ihrem Bauch waren blaue Flecke zu sehen, was ein Hinweis auf innere Verletzungen sein konnte. Wir wollten das gründlich untersuchen. Ich musste mit größtmöglicher Si-

* »Veilig Thuis« (Sicheres Zuhause) ist eine Organisation in den Niederlanden, die als Anlauf- und Beratungsstelle bei häuslicher Gewalt oder Kindesmissbrauch dient. Sie arbeitet mit Ärzten und Behörden zusammen, hilft, einen Verdacht zu klären, vermittelt professionelle Unterstützung und leitet gegebenenfalls die notwendigen Schritte ein.

cherheit feststellen, ob die Verletzungen zu der Geschichte passten, die uns erzählt wurde. Wir haben Aufnahmen von ihren Knochen gemacht. Sie hatte einen Bruch im Unterarm und Risse in einigen Wirbeln. Früher war sie schon einmal wegen eines gebrochenen Beins behandelt worden. Sie sei die Treppe hinuntergefallen, hieß es. Das bekommen wir oft zu hören. Kinder fallen ja wirklich häufig, es konnte also durchaus stimmen. Aber die Wirbelbrüche weckten unser Misstrauen. Manchmal entstehen sie spontan, wenn ein Kind schwache Knochen hat, aber davon konnte hier keine Rede sein.

Schon sehr bald hegten wir den Verdacht, dass die Verletzungen dem Kind absichtlich zugefügt worden waren. Aber einen solchen Verdacht mussten wir sehr sorgfältig prüfen. Wir haben uns schier endlos damit beschäftigt. Meine Befürchtung, eine falsche Einschätzung abzugeben, war groß. Bei dem Stiefvater hatte ich kein gutes Gefühl, sein Auftreten wirkte bedrohlich. Es war ganz subtil, zum Beispiel die Art, wie er sprach oder mich ansah. Beiläufig erwähnte er, dass er Mitglied in einem Schützenverein sei. Jedem in unserer Abteilung fiel auf, wie sich das Kind versteifte, wenn er den Raum betrat. Die Gefahr ist, dass man die Lücken in der Information selbst ausfüllt. Dabei ist in solchen Untersuchungen auf die Intuition nicht unbedingt Verlass.

Bei diesem Fall habe ich gelernt, wie unglaublich präzise ich meinen Beruf ausüben muss. Ganz genau beobachten, in Gesprächen mit der Mutter alle Fakten ansprechen. Wir haben nationale und internationale Experten um Rat gebeten: Kann diese Blase von neuen Schuhen herrühren, kann dieser blaue Fleck von einem Sturz kommen? So hatte ich wenigstens das Gefühl, wirklich alles für das Mädchen getan zu haben, was in meiner Macht stand. Denn es konnte nie aufgeklärt werden, wie und von wem sie misshandelt wurde. Das gehört zu den frustrierendsten Erfahrungen, die Ärzte und Pflegekräfte machen. Aber es ist nicht unsere Aufgabe festzustellen, wer der Täter oder die Täterin ist. Wir können nur mit Fakten untermauern, ob dem Kind eine Verletzung zugefügt worden zu sein scheint oder ob es sich eher um einen Unfall handelt. »Veilig Thuis« hat das Mädchen für drei Monate bei den Großeltern untergebracht, Mutter und Stiefvater durften es dort unter Aufsicht besuchen. Das ging gut, die Kleine kehrte nach Hause zurück.

Bei diesem Mädchen habe ich gesehen und begriffen, wie wahnsinnig viel Kinder aushalten und wie loyal sie sind. Die Täter geben den Kindern ja meistens auch Liebe, das macht die Sache so komplex. Sie muss große Schmerzen gehabt haben, aber davon ließ sie sich nichts anmerken. Sie konnte es unglaublich gut verbergen. Sie war so tapfer. Als sie ging, hatten wir sie alle ins Herz geschlossen. In meinen Seminaren für Hausärzte und Studierende erzähle ich oft von ihr. Es hilft mir, meine Gefühle zu verarbeiten.

Ich weiß nicht, wie es ihr jetzt geht. Ich darf nicht nachfragen, und das leuchtet mir auch ein. Aber ich finde es schwierig. Ich fürchte mich vor dem Moment, an dem in den Nachrichten von einem Kind berichtet wird, das durch häusliche Gewalt ums Leben gekommen ist, und ich begreife, um wen es geht. Es gibt Kinder, die mich nachts wachhalten. Dieses Mädchen ist eines davon.«

SHAKESPEARE

Medizinethiker
Erwin Kompanje (58)

»Es war noch früh am Abend, als ich auf der Intensivstation ans Bett von Irma kam. Sie war eine junge Frau, Anfang dreißig, die beim Joggen plötzlich bewusstlos zusammengebrochen war. Auf dem Scan war eine Hirnblutung zu erkennen. Der Neurologe wollte die Nacht abwarten. Sie wurde künstlich beatmet, ihr Blutdruck aufrechterhalten. Am folgenden Morgen sollte eine Entscheidung getroffen werden. Es sah nicht gut aus, sie lag im tiefen Koma. Die Gefahr eines Hirntods war groß.

In ihrem Zimmer traf ich auf ihren Freund. Ich arbeitete damals an meiner Dissertation über den Hirntod und sprach deshalb oft mit Familienangehörigen von Patienten. Meistens gelang es mir, professionelle Distanz zu wahren, aber dieser junge Mann durchbrach den Sicherheitsabstand binnen kürzester Zeit. Wir hatten ein langes und tief gehendes Gespräch, wir verstanden uns auf Anhieb. Er war Englischdozent, und ich bin ein großer Liebhaber englischer Literatur. Darüber sprachen wir, während es langsam Nacht wurde.

Ich bereitete ihn auf das Schlimmste vor, sagte ihm, dass seine Freundin vermutlich am nächsten Morgen sterben werde. Ich zitierte Shakespeare, den berühmten Satz aus *Romeo und Julia*: »Parting is such sweet sorrow.« Süß, weil der Kummer über den Abschied mit allen schönen Erinnerungen an ihr Leben und ihre Liebe verschmelzen würde. Er brach in Tränen aus.

Es drang zu ihm durch. Das Ende war nah und unwiderruflich: Diese Nacht würde seine letzte mit ihr sein. Er fragte, ob er vielleicht in ihrem Zimmer auf dem Boden schlafen dürfe. Ich zögerte nicht lang. Wir stellten ein zusätzliches Bett neben ihres, dämmten das Licht und drehten die Signale der Apparaturen leise. Sie lagen dicht beieinander, er legte seinen Arm um sie, und so verbrachten sie friedlich und ruhig ihre letzte gemeinsame Nacht. Am nächsten Morgen um sieben weckte ich ihn. Der Neurologe kam einige Stunden später und untersuchte Irma. Sie war tatsächlich hirntot, das Beatmungsgerät wurde abgestellt.

Als ich an diesem Morgen nach Hause fuhr, stand mir mit einem Mal deutlich vor Augen, für wie selbstverständlich wir unser Leben halten. Irma war zum Joggen aufgebrochen in der Gewissheit wiederzukommen, ihr Freund hatte sich am Morgen von ihr verabschiedet in der festen Annahme, sie am Abend wiederzusehen. Aber auch ein Dasein, auf das kein Schatten fällt, kann innerhalb einer Sekunde in Dunkelheit versinken.

Er schickte mir eine Traueranzeige, und ich bin zur Beerdigung gegangen. Es berührte mich, dass er in seiner Rede die Shakespeare-Worte zitierte. Es kommt der Moment, in dem unsere letzte Nacht anbricht oder die letzte Nacht mit einem geliebten Menschen. Die meisten von uns wissen nicht, wann es sein wird, er aber wusste es. Er war dankbar, dass ich ehrlich war. Als er begriff, dass Irma wahrscheinlich sterben würde, konnte er die letzten Stunden mit ihr bewusst wahrnehmen. Wir hatten seinem süßen Schmerz etwas hinzugefügt: die Erinnerung an ihre letzte Nacht.

Das ist nun fast zwanzig Jahre her. In dieser Nacht habe ich gelernt, wie wichtig es ist, die einfachen Dinge wertzuschätzen. Kaffee zu trinken mit meiner Frau, zusammen einzuschlafen, Freunde zu sehen. Glück besteht aus der Verbindung mit den Menschen um dich herum. Das Leben ist eine Illusion der Unsterblichkeit. Irgendwann kommt der Abschied, und wir sollten dafür sorgen, dass es möglichst viele schöne Erinnerungen gibt.

Mit Irmas Freund stand ich noch lange in Kontakt. Er kam zu meiner Promotionsfeier und war auf meiner Hochzeit, fünf Jahre nach Irmas Tod. Auf ihrem Grabstein stehen die Worte, die ihn so berührt haben, jener Satz aus *Romeo und Julia*, den ich an dem letzten Abend an Irmas Bett zitiert habe.«

FINISH

Hausarzt
Marco Blanker (46)

»›Schwimmen, das kann ich‹, sagte er – und er wollte es in einem extremen Ausmaß tun. Ich war beeindruckt davon, dass jemand so viel für einen anderen auf sich nehmen konnte. Maarten wollte zweihundert Kilometer schwimmen, an elf friesischen Städten entlang, drei Tage und zwei Nächte hintereinander. Es ging ihm darum, für die Erforschung der Krankheit, die er selbst überlebt hatte, Geld einzusammeln. Ich war über Twitter zufällig mit ihm in Kontakt gekommen und landete Monate danach in seinem Begleitteam. Gemeinsam mit Sportärzten untersuchte ich, ob das, was er vorhatte, medizinisch zu verantworten war und wie wir ihn am besten darauf vorbereiten konnten. Im Training hatte er gezeigt, dass sein Körper eine Menge aushalten konnte – aber so weit war er noch nie geschwommen. Wann kam er an seine Grenze? Er wusste es selbst nicht.

Ich habe an die fünfunddreißig Stunden im Begleitboot gesessen. Ich habe mit ihm geredet, als er in der ersten Nacht eine Krise hatte und schließlich beschloss, doch weiterzuschwimmen. Aber nach der letzten Schleuse am Montagmorgen kam er kaum noch voran. Als er mich nahe Burdaard im Begleitboot entdeckte, sprach er mich an. Er war schwach, und er vertraute mir seine Gesundheit an.

Er schlief ein, und es bestand die Gefahr, dass er sich übergeben musste – eine Kombination, die im Wasser ziemlich fatal ist. Etwas zu essen widerstand ihm, die Pille gegen Übelkeit, die ich ihm gab, konnte er nicht bei sich behalten. Wir hatten vorher abgesprochen, dass er auf mich hören würde. Und das tat er. ›Du bist am Ziel‹, sagte ich zu ihm. Und er antwortete mit leiser Stimme: ›Das ist gut.‹

Ich war mir in dem Moment nicht bewusst, dass das ganze Land zusah. Ich verspürte keinen Druck, das Einzige, was zählte, war er. Jeder Arzt hätte zweifellos so entschieden. Aber ich irrte mich in der Diagnose. Ich dachte, es ginge um einen gestörten Salzhaushalt, aber der war, wie sich dann im Krankenhaus herausstellte, völlig in Ordnung. Ich frotzelte sogar noch: Du hättest ruhig noch ein Stück weiterschwimmen können, Maarten. Erschöpfung, daran lag es. Der Körper hatte die Muskeln mit so viel Blut versorgt, dass für den Darm nichts übrig geblieben war. Er verweigerte alle Nahrung.

Erst später, als ich an diesen Moment im Boot zurückdachte, erkannte ich die Parallele zur Versorgung meiner anderen Patienten, fern der Kameraobjektive. Hausärzte können gut mit Unsicherheiten umgehen. Wir haben es meistens mit Patienten zu tun, die nicht krank sind, aber Beschwerden haben, und wir entwickeln ein ganz gutes Gespür dafür, ob es sich um Zipperlein handelt oder nicht. Bei Maarten konnte ich nichts anderes tun als gucken, was passierte, und darauf hören, was er sagte. Mehr war nicht nötig. Durch ihn wurde mir bewusst, wie wenig ein Hausarzt eigentlich braucht, um eine Diagnose zu stellen: Augen, Ohren, Hände und Nase, das reicht mir meistens. Und manchmal noch das Stethoskop als Hilfsmittel.

Maarten war ein besonderer Patient, mit einer ordentlichen Portion Selbstironie. Als im Krankenhaus das Fernsehen um einen Kommentar bat, sagte ich zu ihm: ›Wenn du jetzt unbedingt schlafen willst, kann ich das für dich übernehmen.‹ Er lachte und sagte zu seiner Frau: ›Marco lässt mich hängen, der ist so mediengeil.‹ Erst als der Druck nachgelassen hatte, kamen die Gefühle. Anderthalb Jahre hatten wir zusammen in einer Geschichte gesessen, und nun war ich plötzlich nicht mehr sein Arzt. Ich vergleiche das immer mit einem Patienten, der umgezogen ist.«

DIE BESTE OPTION

Neurochirurg
Pieter van Eijsden (41)

»Sie war sechs Jahre alt und eines Tages von ihrem Fahrrad gefallen, einfach so. Als ich ihren Eltern zum ersten Mal begegnete, auf dem Klinikflur, hatten sie soeben den Befund erfahren. Die MRT hatte einen bösartigen Tumor am Hirnstamm zum Vorschein gebracht. Die Prognose war niederschmetternd. Hirnstammkrebs ist nicht heilbar. Das Mädchen würde nicht mehr lange leben.

Der Vater war sofort entschieden. ›Wenn es sicher ist, dass sie bald sterben muss‹, sagte er, ›dann lassen wir sie nicht im Krankenhaus. Meine Frau und ich nehmen sie mit nach Hause, um in Ruhe die Zeit, die uns mit ihr bleibt, auszukosten.‹ Dieses Gespräch ist mir immer in Erinnerung geblieben, ich denke oft daran zurück. ›Ihr kleines Leben kreist um die Schule‹, sagte er, ›ums Malen und Basteln mit Bügelperlen. Wenn sie jetzt mit uns nach Hause kommt, kann sie das noch eine ganze Weile tun. Aber sie wird nie eine Ausbildung machen können, nie einen Beruf ergreifen, nie einen Partner finden oder ihren Träumen nachgehen. Warum sollten wir dieses kleine Mädchen ein paar Monate länger im Leben halten und sie schmerzhaften Behandlungen aussetzen?‹

Die Eltern waren die besten Freunde meines Schwagers. Gleich nach der Diagnose hatte er mich angerufen und gefragt, ob ich sie begleiten würde. Die Ärzte hatten ihnen vier Optionen genannt. Eine war zum Beispiel, ein Stück des Tumors operativ zu entfernen; die Geschwulst würde jedoch immer wieder nachwachsen. Auch Bestrahlung war möglich, würde aber letztlich nur ein Hinausschieben des Todes bedeuten. Eine Option blieb unerwähnt: nicht behandeln. Die Eltern durchliefen nach ihrer ersten Reaktion einen langen und schwierigen Prozess des Abwägens, sie sprachen mit vielen Experten – und blieben letztlich bei ihrem Standpunkt. Nichts tun, fanden sie, war eine ernst zu nehmende und für ihre kleine Tochter die beste Option. Einige Ärzte fanden das merkwürdig, erinnere ich mich.

Das Mädchen hat noch sieben Monate gelebt. Die Familie konnte sich ganz auf das Abschiednehmen konzentrieren, ohne ihr Kind mit schmerzhaften Behandlungen und Aufenthalten im Krankenhaus zu belasten. Ich habe von diesen Eltern viel gelernt. Schon länger war ich der Ansicht, dass Ärzte in manchen Fällen mit Patienten die Möglichkeit besprechen sollten, nichts zu tun. Aber auch wenn ich viel darüber nachdachte, sah ich doch nicht wirklich eine Lösung. Man muss ein Leben nicht um jeden Preis verlängern, fand ich, kam mit diesem Gedanken bei meinen Kollegen jedoch nicht an. Ich dachte auch immer: Wer bin ich, um das zu behaupten? Und dann war da dieser junge Vater, so entschieden, obwohl es um sein Allerkostbarstes ging, und brachte damit meine Ansicht klar zum Ausdruck.

Seitdem bin ich nicht mehr ausschließlich darauf fixiert, zu behandeln. Bei manchen Patienten steht außer Frage, dass operiert werden muss, in anderen Fällen ist es klar, dass eine Behandlung keinen Mehrwert bringt. Aber dazwischen liegt ein weites Feld. Mittlerweile bespreche ich mit meinen Patienten, was sie sich von ihrem Leben noch versprechen. Dazu muss ich sie erst ein bisschen besser kennenlernen.

Das Mädchen ist zu Hause gestorben, es ist nun schon einige Jahre her. Neulich sprach ich wieder einmal mit ihrem Vater. ›Die Ärzte‹, sagte er in dem Gespräch, ›reden vor allem über das Behandeln, über die Belastung einer Behandlung geht es dabei selten.‹ Seine Erfahrungen haben mich als Arzt verändert. Ich habe verstanden, dass eine Behandlung zu hart sein kann, sowohl für den Patienten als auch für die Familie. Ärzten fällt es sehr schwer, nicht zu behandeln, aber manchmal ist es eben das Beste.«

EINE DIENSTAGNACHT

Kinderarzt Hans van Goudoever (54)

»Es war eine Dienstagnacht, und der Gynäkologe bat mich, in den Kreißsaal zu kommen und mit einem jungen Paar zu sprechen. Die Frau war fünfundzwanzig Wochen schwanger und dabei, zu gebären. Kinder, die so früh auf die Welt kommen, haben nur geringe Lebenschancen. Die Untergrenze für eine Behandlung liegt um die vierundzwanzig Wochen, bei einer Schwangerschaft von sechsundzwanzig Wochen behandeln wir, aber die beiden Wochen dazwischen sind eine Grauzone. Und so stand ich mitten in der Nacht am Bett einer Frau mit Wehen, ihr Mann saß angespannt neben ihr, und sollte ihr erklären, welche Überlebenschancen ihr Baby hatte, welche Folgen auftreten konnten, das Risiko einer Behinderung oder eines Entwicklungsrückstands erläutern.

Die Eltern erzählten, sie hätten Karrierepläne, sie wollten beruflich ins Ausland gehen und wüssten nicht, wie sie die

Fürsorge für ein zu früh geborenes und möglicherweise behindertes Kind damit vereinbaren sollten. Sie sorgten sich auch darum, dass ihr Kind leiden würde. Deshalb fanden sie, ich solle das Kind nach der Geburt lieber nicht behandeln. Ich führe solche Gespräche öfter, die meisten Eltern möchten, dass wir alles daransetzen, ihr Kind am Leben zu erhalten. Eine Entscheidung zu fällen, die sich gegen das Leben eines Kindes richtet – etwas Schwierigeres gibt es nicht. Das Verhalten dieser Eltern schockierte mich. Aber ich musste ihren Wunsch respektieren. Das war mit allen Kinderärzten und Neonatologen so vereinbart. Das Kind wurde am frühen Morgen geboren, es war ein Mädchen. Es starb ein paar Stunden später. Wir konnten nur dafür sorgen, dass es ihm so gut wie möglich ging.

Ich dachte: Diese Leute sehe ich nie wieder. Aber ein Jahr später bekam ich wieder einen Anruf von demselben Gynäkologen. Da war ein Paar, das ausdrücklich mich sprechen wollte. Es war dasselbe Paar, ich erkannte die beiden sofort. Sie erzählten, dass sie nicht ins Ausland gegangen waren und dass ihre Entscheidung sie in große Zweifel gestürzt hatte. Die Frau war wieder schwanger, und wieder hatten die Wehen eingesetzt, dieses Mal nach vierundzwanzig Schwangerschaftswochen, also eine Woche früher als im Jahr zuvor. Es war ein Junge.

Ich habe ihnen die gleiche Geschichte erzählt über Chancen und Risiken, aber diesmal entschieden sie sich anders. Wir sollten alles tun, um ihr Kind am Leben zu halten. Es ist uns nicht gelungen, der kleine Junge hat es nicht geschafft.

Diese Sache hat mich in meiner Laufbahn am stärksten beschäftigt. Wir lassen die Patienten, in diesem Fall die Eltern, so viel wie möglich mitentscheiden, und das ist wichtig. Oft denkt man: Wenn Menschen über ihre medizinische

Behandlung selbst entscheiden dürfen, tun sie das, was für sie am besten ist. Aber das ist eine Illusion, wie ich heute weiß. Die beiden waren gebildete Menschen, sie mussten sich in kürzester Zeit entscheiden, ohne noch den Rat ihrer Familien einholen zu können, und sie haben sich, im Nachhinein gesehen, vielleicht falsch entschieden. Sie waren kreuzunglücklich, als ich sie später wiedersah, es war bitter. Ich darf Eltern nicht umzustimmen versuchen, ich muss sachlich bleiben, aber seit diesem Fall fühle ich mich dazu aufgerufen, meine Geschichte noch deutlicher zu erzählen.

Wir wissen natürlich nicht, wie es dem Mädchen ergangen wäre. Die Hälfte der extrem früh geborenen Kinder stirbt noch auf der Intensivstation. Häufiger überleben die Mädchen, das macht diesen Fall noch tragischer. Ich selbst hätte in der Dienstagnacht, wäre ich anstelle der Eltern gewesen, vielleicht eine andere Entscheidung getroffen. Ist es nicht immer die Mühe wert, zu schauen, ob ein Kind die Chance auf ein gutes Leben hat? Dieses Mädchen hat es zwar nicht geschafft, aber es hat auch keine Chance bekommen.«

EINE ANDERE WELT

Allgemeinarzt
Ben Crul (65)

»Sie war eine hübsche, intelligente Frau Anfang vierzig. Die Begegnung mit ihr hat mein Leben stark beeinflusst. Ich war damals Stationsarzt im Krankenhaus Antoni van Leeuwenhoek*, hatte mein Medizinstudium beendet und wollte Facharzt werden. Sie hatte Eierstockkrebs – die Prognose bei dieser Krebsart ist oft sehr schlecht. Sie war unheilbar erkrankt. Jeden Morgen kam ich mit der Krankenschwester bei ihr vorbei und hatte eigentlich nie gute Nachrichten. Jedes Mal, wenn ich mit den Scanbildern und Ergebnissen der Blutuntersuchungen von einem zum nächsten Patientenbett zog, betrat ich ihr Zimmer, als hätte ich Blei in den Schuhen.

›Ben‹, sagte sie eines Tages – sie nannte mich beim Vornamen, auch daran kann ich mich noch gut erinnern –, ›hast du nicht mal was anderes für mich? Ich weiß, ich sterbe, aber kannst du vielleicht irgendetwas Schönes erzählen?‹ Sie

---

* Das Krankenhaus Antoni van Leeuwenhoek in Amsterdam ist auf Krebserkrankungen, deren Behandlung und Erforschung spezialisiert.

führte mir vor Augen, dass die Patientin in diesem Bett auch ein Mensch war, und dass ich mehr tun musste, als einfach sachliche Informationen mitzuteilen. Danach begann ich, auch über andere Dinge zu sprechen. Ich zeigte mehr von mir selbst. Ich erzählte zum Beispiel von meinen Ferien, das gefiel ihr. Eine Patientin oder ein Patient ist mehr als eine Krankheit, dessen sollte man sich als Arzt bewusst sein.

Durch sie ist mir klar geworden, dass ich in der Klinik nicht am richtigen Ort war. Die Spezialisten um mich herum waren schon mit dem nächsten Scan, der nächsten Chemotherapie beschäftigt, es war alles so technisch. Manchmal hörte ich, dass sie sich am Bett eines Patienten, der nach einer Operation vollkommen entstellt war, darüber unterhielten, wie fabelhaft er aussah. Dann sah ich den Patienten, wie er mit ungläubigem Blick dachte: Meinen die mich? Das war nicht meine Welt, und diese Frau half mir dabei, das zu erkennen. Durch die Gespräche mit ihr wurde mir klar, dass ich nicht Facharzt, sondern viel lieber Allgemeinarzt werden wollte.

Als ich mit der entsprechenden Ausbildung begann, merkte ich sofort den Unterschied. Es geht nicht nur um die jüngsten Laborwerte, bekamen wir zu hören, Sie müssen zuhören, hinsehen, Interesse zeigen. Meine Mutter starb jung, ich studierte noch. Ich erinnere mich, dass der Hausarzt damals vorbeikam. Er konnte nicht viel für sie tun, aber er zog seine Jacke aus, setzte sich zu ihr ans Bett und war einfach da. Das hat sich mir eingeprägt, denn es war eine große Stütze. Damals merkte ich schon, wie wichtig es ist, sich für die Patienten Zeit zu nehmen.

Die Frau mit dem Eierstockkrebs starb, ein Jahr nachdem ich das Krankenhaus verlassen hatte. Ich bekam davon nichts mit. Aber eines Tages kam eine Freundin von ihr in die

Allgemeinarztpraxis, in der ich meine Ausbildung machte. Sie hatte eine Flasche Wein dabei und einen Brief. Den hatte mir die Patientin kurz vor ihrem Tod geschrieben. Das ist jetzt fünfunddreißig Jahre her, aber die Erinnerung an diesen Moment berührt mich immer noch. Unsere Gespräche damals waren ihr wichtig gewesen, und das wollte sie mich nach ihrem Tod wissen lassen. Da sieht man, was Ärzte und Patienten füreinander bedeuten können. Ich für sie, aber sie zweifellos auch für mich.«

EIN ERGREIFENDES GESPRÄCH

Transplantationskoordinatorin Hanneke Hagenaars (56)

»Er hatte sich auf der Arbeit plötzlich schlecht gefühlt und war zusammengebrochen. Noch im Rettungswagen musste er beatmet werden, in der Klinik verschlechterte sich sein Zustand dann rapide. Ein junger Vater, mit heranwachsenden Kindern, umgehauen durch eine ausgedehnte Hirnblutung. Nach ein paar Stunden waren alle Hirnfunktionen ausgefallen. Die Ärzte erklärten der Familie, dass sie nicht wiederhergestellt werden konnten und eine Weiterbehandlung sinnlos war.

Die Ärzte sahen im landesweiten Spenderregister nach, aber der Mann hatte dort nichts hinterlegt. Darum fragten sie behutsam seine Frau, ob er sich ihr gegenüber vielleicht einmal zum Thema Organspende geäußert habe. Es war ein junger, starker Mann, die Ärzte glaubten, dass viele seiner Organe gut geeignet wären. Sie willigte ein und gab all seine

Organe frei. Das war der Moment, in dem bei mir das Telefon läutete.

Ich fuhr ins Krankenhaus und traf auf der Intensivstation seine Frau, zwei Kinder und seine Schwester. Sie waren auffallend ruhig. Ich habe lange mit ihnen gesprochen, viel erklärt, auch den Kindern habe ich erzählt, wie es genau ablaufen würde. Ich versuchte immer einzuschätzen, wie viele Informationen sie brauchten. Dadurch wurde der Kontakt sehr intensiv.

Die Ärzte waren damit beschäftigt, den Hirntod festzustellen, eine Prozedur, die sich über einige Stunden hinzieht. Als sie damit fertig waren, kamen sie, um der Familie zu kondolieren. Sie teilten mit, zu welchem Zeitpunkt sie seinen Tod festgestellt hatten. Ich weiß noch, dass ich die Uhrzeit für sie aufgeschrieben und was ich gesagt habe: Wir werden gut für ihn sorgen.

Während er operiert wurde, blieb seine Frau im Krankenhaus. Fünf Stunden hat sie dort gesessen und gewartet, bis alle seine Organe entnommen waren. Sechs Wochen später habe ich sie angerufen. Das tue ich immer, um den Angehörigen mitzuteilen, was mit den Organen geschehen ist. Seine Frau bat mich, bei ihr zu Hause vorbeizukommen. Und so saß ich plötzlich in einem fremden Wohnzimmer und sah zum ersten Mal ein Foto des Mannes aus einer Zeit, als er noch lebte. Ich hatte ihn nur im Bett gesehen, verkabelt und mit Schläuchen an Apparaturen hängend. Seine Frau erzählte mir, warum sie einer Freigabe seiner Organe sofort zugestimmt hatte. Sie hätten oft darüber gesprochen, es passte gut zu seinem Lebensstil, er hatte immer viel mit anderen Menschen zu tun. Er habe nur versäumt, sich in der Spenderdatei registrieren zu lassen. Sie weinte, als ich ihr erzählte, dass dank seiner Organe – Herz, Leber, Nieren und Bauchspeicheldrüse – fünf Menschen wieder ein normales Leben führen konnten.

Ich führe solche Gespräche unzählige Male im Jahr, in Krankenhäusern in ganz Westniederlande, und solche Gespräche sind immer bewegend. Manchmal ragt ein Mensch besonders heraus, ein Hinterbliebener, der mir im Gedächtnis bleibt, und das war bei dieser Frau der Fall. Ich habe sie nur ganz kurz gekannt, in der vielleicht intensivsten Phase ihres Lebens, und doch entstand in diesen Wochen eine enge Bindung zwischen uns.

Über den Moment, als ich das Zimmer auf der Intensivstation betrat, sagte sie später: ›Und dann trat Hanneke in unser Leben.‹ Dieser Satz sagt alles. Dass sie und ihre Kinder mir in der schmerzlichsten Zeit ihres Lebens so großes Vertrauen schenkten, beeindruckt mich immer noch tief. Es macht mir bewusst, warum ich die Arbeit so wertvoll finde. Ich kann Nahestehenden in der Zeit ihres Kummers ein Gefühl von Trost geben, ich kann ihnen vermitteln, was ihr geliebter Mensch am Ende seines Lebens noch bedeuten kann. Diese Frau hat mir gezeigt, wie wichtig es ist, ein Leben gut abzurunden.«

KRONENKORKEN

Gefäßchirurg
Marc Scheltinga (58)

»Er wohnte in der Nähe von Rotterdam und hatte während der Autofahrt nach Eindhoven zweimal anhalten müssen, um sich die Beine zu vertreten, so unerträglich war der Schmerz. Gebeugt, erledigt und niedergeschlagen, kam er zu mir in die Sprechstunde. Er zeigte auf seine Leiste. ›Doktor‹, sagte er, ›es fühlt sich an, als säßen da sechs Kronenkorken unter meiner Haut, die sich permanent in mich hineingraben.‹ Schon seit drei Jahren wurde sein Leben von einer Qual beherrscht, die – so war ihm gesagt worden – nie verschwinden würde. Er wusste nicht mehr aus noch ein, hatte zu arbeiten aufgehört und bezog eine Arbeitsunfähigkeitsrente. Mir saß ein Mann gegenüber, der vollkommen verzweifelt war. ›Mir reicht's‹, sagte er.

Angefangen hatte das Ganze mit einem Leistenbruch, der operiert worden war, zunächst auch erfolgreich. Der Chirurg hatte, wie das bei solchen Eingriffen oft gemacht wird, ein Netz verwendet. Dabei legt der Arzt ein Stück Kunststoff auf die Bruchstelle in der Leiste. Der Körper produziert in der Folge Narbengewebe, und das Netz verwächst mit seiner Umgebung. Damit ist der Leistenbruch behoben. Es ist eine ausgefeilte Technik, die in den allermeisten Fällen prima funktioniert. Seit Kurzem wissen wir, dass die Operation bei einigen wenigen Patienten sehr unangenehme Folgen hat: Das Netz verursacht chronische Schmerzen in der Leiste. Aber als dieser Mann zu uns kam, war der Zusammenhang noch nicht klar erkannt.

Sein Chirurg hatte einen Ultraschall und eine MRT gemacht. Beides hatte nichts Besonderes ergeben. Der Mann musste halt mit seinem Schmerz zu leben lernen. Er wurde an ein Schmerzteam verwiesen, aber auch dort kam man nicht weiter. Solche Schmerzen lassen sich medikamentös nicht gut bekämpfen. Das Netz musste raus, ihm selbst war das völlig klar. Er hatte schon überall herumgefragt, aber niemand wollte ihm helfen.

Und dann kam er zu uns. Wir sind auf Bauchwandschmerzen spezialisiert. Sein Hausarzt hatte einen Bericht darüber gelesen und den Patienten an uns überwiesen. Ich untersuchte den Mann und erkannte, dass er vermutlich recht hatte. Das Netz war die Ursache für sein Gefühl, dass ihm unablässig Kronenkorken in die Leiste stachen. Ich rief eine ganze Reihe Kollegen an, aber keiner von ihnen hatte Erfahrung damit, ein Netz zu entfernen. Es einzusetzen war kein Problem, aber es herauszuholen, daran hatte sich noch niemand herangewagt. Also dachte ich mir: Gut, dann mache ich das eben selbst. Ich weiß noch, wie der Mann zu weinen anfing, als ich ihm meinen Entschluss mitteilte. Ein baumstarker Mann, gefällt von einem Stückchen Stoff und überglücklich, endlich auf einen Arzt zu treffen, der ihm Glauben schenkte. In diesem Augenblick wurde mir so klar wie nie zuvor, dass man als Arzt sehr gut auf das hören sollte, was einem die Patienten sagen, denn meistens stellen sie selbst die treffende Diagnose. Man muss nur seine Antennen darauf ausrichten.

Ich hatte diese Operation noch nie durchgeführt. Das Netz war mit dem Gewebe verwachsen, und es war sehr knifflig, es so herauszulösen, dass nichts beschädigt wurde. Sechs Wochen später kam der Mann zur Kontrolle – aufrecht gehend, strahlend und voller Energie. Ein vollkommen veränderter Mensch. Die Schmerzen waren wie weggeblasen, er funktionierte wieder.

Nach der Euphorie aber kam die große Frustration. Hätte das nicht früher geschehen können?, wollte er wissen. Warum hatte er sich so lang mit seinen Schmerzen herumschlagen müssen? Natürlich hatte er recht. Es hatte an Engagement und Anteilnahme gefehlt, und er war der Leidtragende gewesen. Ein Arzt, der nicht weiß, wie er einem Patienten gerecht werden soll, hat die Pflicht, nach anderen zu suchen, die vielleicht weiterhelfen können.

Dieser große, starke Mann aus Rotterdam hat mich gelehrt, dass man als Arzt bereit sein muss, die bekannten Pfade zu verlassen und gegebenenfalls ganz neue Wege zu gehen. Erst recht, wenn man davon überzeugt ist, dass man damit dem Patienten helfen kann. Eigensinn ist eine positive Eigenschaft, wenn man triftige Gründe dafür hat.«

VERSTECKSPIEL

Angehender Tropenarzt
Erik Wehrens (29)

»Seine Mutter brachte ihn zu uns, es ging ihm sehr schlecht. Als ich hinzugerufen wurde, war er bewusstlos und bekam ständig epileptische Anfälle. Er atmete schwer und mühevoll. Wir erkannten schnell, was los war: zerebrale Malaria, die gefährlichste Form von Malaria. Seine Überlebenschancen waren minimal. Er war erst sechs Jahre alt und würde wahrscheinlich nie erwachsen werden – wie so viele andere Kinder im Südsudan.

Das Flüchtlingslager, in dem ich arbeite, ist überfüllt. An die 120.000 Menschen sitzen hier, nahe der Grenzstadt Bentiu, schon seit Jahren fest. Sie sind vor dem Bürgerkrieg geflohen, der ihr Land zerreißt. Es herrschen erbärmliche Zustände, die Geflüchteten leben in kleinen Wellblechhütten. Das Lager ist umgeben von Sumpfgebiet – ideale Bedingungen für die Malariamücke. Die meisten unserer Patienten sind Kinder. Ärzte ohne Grenzen hat ein Krankenhaus errichtet. Es verfügt über 150 Betten, einen Operationsraum, eine Notfallstation, eine Kinderabteilung und eine Ernährungsklinik. Aber so sehr wir uns auch bemühen, jede Woche sterben uns Kinder weg.

Vier Tage lang kümmerte ich mich tagsüber um den Jungen, nachts übernahmen Kollegen. Während der ganzen Zeit war er ohne Bewusstsein. Wir gaben ihm Malariamedikamente, Antibiotika und Flüssigkeit. So lavierten wir zwischen den Klippen hindurch in der Hoffnung, dass sich sein Körper selbst heilen würde. Alle in unserem Team kannten ihn, jeden Tag besprachen wir die Lage, und niemand von uns glaubte eigentlich, dass es ein gutes Ende nehmen würde. Selbst wenn er es schaffen sollte, war die Gefahr groß, dass Komplikationen eintraten. Von den Kindern, die diese schwere Form der Malaria überleben, werden viele blind oder taub, sind gelähmt oder tragen geistige Schäden davon.

Und dann ging es ihm langsam besser. Er reagierte auf Schmerz, dann auf unsere Ansprache, und nach weiteren vierundzwanzig Stunden öffnete er plötzlich die Augen. Er setzte sich aufrecht hin, fing an, zu essen und zu sprechen. Etwa eine Woche nachdem er todkrank bei uns aufgenommen worden war, rannte er wieder fröhlich herum. Er spielte Verstecken zwischen den Betten und Fußball auf den Fluren. Wir waren alle überglücklich, ihn so zu sehen.

Wenn ich jetzt am Bett eines Kindes stehe, das zu sterben droht, denke ich an diesen Jungen zurück. Es gibt viele Geschichten zu erzählen aus einem Flüchtlingslager, und meistens sind sie traurig und hoffnungslos. Aber ein Kind, das auf so wunderbare Weise gesund wird, trägt dazu bei, dass wir unsere Arbeit durchstehen, dass wir motiviert bleiben und dass uns der Mut nicht verlässt. Das gilt vor allem für die südsudanesischen Ärzte und Pflegekräfte, die wir mit unserer Arbeit unterstützen. Wir gehen nach einem halben

Jahr wieder weg, sie aber arbeiten hier über Jahre und sehen unendlich viel Elend und Leid. Umso größer ist das Glücksgefühl, wenn man auf der Kippe zwischen Leben und Tod einen entscheidenden Beitrag leisten kann.

Später erzählte seine Mutter, sie sei fest davon ausgegangen, dass ihr Junge wieder gesund werden würde. Schließlich hatte sie ihn doch ins Krankenhaus gebracht. Das sagt viel über die Widerstandskraft der Menschen hier. Wir sitzen mitten in einem Konfliktgebiet, außerhalb des Lagers wütet ein schrecklicher Krieg, aber die Bewohner schauen nach vorn. Es gibt stillen Kummer, wir begegnen auch vielen mentalen Problemen, doch die Menschen geben nicht auf, sie versuchen, etwas aus ihrem Leben zu machen. Sie errichten Kirchen und legen Märkte an, und überall wird Fußball gespielt. Und sie haben Hoffnung, auch wenn das nicht berechtigt zu sein scheint, weil sie wissen, wie es ist, ohne Hoffnung zu leben.

Wie es dem Jungen jetzt geht, weiß ich nicht. Als er das Krankenhaus verließ, war er gesund, und es gab keinen Grund, ihn wieder herkommen zu lassen. Er ist zwischen den vielen Menschen verschwunden; irgendwo hier im Flüchtlingslager steht eine kleine Hütte, in der er lebt. Ich hoffe einfach, dass er immer weiter Verstecken spielt und mit seinen Freunden hinter einem Ball herrennt.«

EINE GUMMISEELE

Neurochirurg
Wilco Peul (53)

»Pieter war ein neunzehnjähriger Student, der eines Abends am Bahnhof grausam zugerichtet worden war. Unbekannte hatten sein Gesicht mit einem Totschläger bearbeitet. Als er bei uns eingeliefert wurde, lag er im tiefen Koma. Wir haben ihn noch in der Nacht notoperiert, und danach noch einige Male. Die Aussichten waren sehr schlecht, aber wir haben alles getan, um ihn am Leben zu halten. Zu guter Letzt ist es uns gelungen. Er hat monatelang auf der Intensivstation gelegen, und nach einem Jahr hatte er sich erholt. Er war so dankbar, dass er sogar eine eigene Webseite einrichtete, um darüber zu berichten.

Pieter kehrte in die Provinz Zeeland zurück, wo auch seine Eltern lebten. Wie es danach mit ihm weiterging, wusste ich nicht. Ich operiere jährlich Dutzende Patienten, die durch ein Trauma, oftmals durch einen Unfall, eine Hirnverletzung erlitten haben. Ich habe mich nie damit beschäftigt, wie vielen von ihnen wir wirklich eine Aussicht auf ein Leben in Würde bieten. Patienten, die überlebt hatten, sah ich nie wieder. Sie kehrten nach Hause zurück, und wenn es ihnen nicht gut ging, kamen sie in ein Rehazentrum oder in ein Pflegeheim. Aber da gelangte ich nie hin.

Bis vor vier Jahren, als ich zum ersten Mal ein solches Rehabilitationszentrum besuchte. Da traf ich auf Menschen, die auch unsere Patienten gewesen sein könnten. Ich war tief erschüttert. Es waren zum Teil schwer behinderte Menschen, die kaum noch zu etwas in der Lage waren, und ich fragte mich, ob ich mir das für mich selbst wünschen würde. Worin bestanden für mich eigentlich im Wesentlichen Würde und Glück? Das Leben ist so verletzlich, wenn das Gehirn betroffen ist, und ich hatte mich noch nie gefragt: Tun wir im Krankenhaus das Richtige? Müssen wir immer alles tun, was wir tun können?

Danach hat sich in meinem Kopf einiges verschoben. Einer meiner Studenten wollte untersuchen, ob Menschen, die nach einer Hirnoperation das Krankenhaus verlassen, ein menschenwürdiges Leben führen können. Wir beschlossen, die Patienten und Patientinnen, die wir in den vergangenen Jahren operiert hatten, zu interviewen. So kamen wir auch nach Zeeland, zu Pieter. Wir dachten, dass es ihm gut ging, denn so hatten wir ihn damals verabschiedet. Aber er litt stark unter epileptischen Anfällen. Sein IQ hatte das alte Niveau nicht mehr erreicht, sein Gedächtnis nachgelassen. Er hatte ein Studium nach dem anderen begonnen, aber keines beendet. Und er lebte allein.

Wir waren zu Tode erschrocken. Die erste halbe Stunde auf dem Rückweg schwiegen wir beide. Zum Glück gerieten wir in einen Stau, sodass wir in Ruhe zu sprechen beginnen konnten. Wir waren überzeugt gewesen, bei Pieter ein Wunder vollbracht zu haben. Aber das Wunder war kein Wunder, wie sich nun zeigte.

Pieter hat mir vor Augen geführt, wie wichtig die Untersuchungen sind, die wir jetzt betreiben. Wir arbeiten mit mehreren Krankenhäusern zusammen. Wie weit sollen wir mit unseren Behandlungen gehen? Müssen wir denn jeden Patienten immer operieren? Wir haben unsere Untersuchungen noch lang nicht abgeschlossen, aber indem wir mit Patienten und ihren Angehörigen sprechen, hoffen wir, auf diese Fragen irgendwann eine vernünftige Antwort geben zu können. Damit wir eine fundierte Grundlage haben, vielleicht sogar eines Tages voraussehen können, bei welchen Patienten es gut gehen kann und bei welchen nicht. Auf dieser Basis können wir dann zukünftig hoffentlich klügere Entscheidungen treffen.

Die Begegnung mit Pieter hat mich tief berührt. Sie hat mich nicht nur in der Ausübung meines Fachs geleitet, sondern auch den Blick auf mein Leben verändert. Bis dahin war ich ein solcher Betonklotz, dass mich in meiner Arbeit nichts erschüttern konnte. Meine Gefühle steckte ich weg, denn die behinderten mich. Lange Zeit hatte ich eine Gummiseele, dank Pieter bin ich empathischer geworden.«

DER UNTERGRUND

Krankenpfleger Hans van Dam (59)

»An einem Montagabend, montags war ihr Mann immer beim Bridge, hatte sie eine Überdosis Tabletten genommen. Sie überlebte nur durch Zufall. Einige der Mitspieler waren an Grippe erkrankt, deshalb kam ihr Mann früher als erwartet nach Hause. Er fand sie, und so landete sie bei uns im Krankenhaus, wo ich als leitender Krankenpfleger auf der neurologischen Abteilung arbeitete.

Sie hieß Dorien, eine Frau Mitte vierzig, mit zwei kleinen Kindern. Es ist schon dreißig Jahre her, aber ich sehe ihr Gesicht noch genau vor mir. Eindringlicher Augenaufschlag, aber ihr Blick streifte einen nur. Kontakt wehrte sie ab, sie wollte mit niemandem reden. Der Nervenarzt, der sie behandelte, konnte keine Anzeichen für eine psychiatrische Erkrankung entdecken. ›Es gehe wohl‹, sagte er, ›um ein ernstes Lebensproblem.‹

Ganz allmählich wuchs zwischen uns ein wenig Vertrauen, und eines Tages wollte sie mit mir sprechen. Wir gingen in ein kleines Büro. Sie blickte auf den Boden, sagte nur, sie sei so traurig, und dann breitete sich ein langes Schweigen aus. Plötzlich sagte ich: ›Dorien, ich bin nicht hier, um dich von deinem nächsten Suizidversuch abzuhalten.‹

Es war, als stürzte eine Mauer in sich zusammen. Sie hob den Kopf und sah mich mit weit aufgerissenen Augen an. ›Was sagen Sie da? Aber das will doch jeder hier!‹ Sie war eine intelligente Frau und wusste genau, was passieren würde, wenn sie ihren Todeswunsch ein weiteres Mal umzusetzen versuchte. Man würde sie zwangseinweisen. Deshalb hielt sie ihren Mund. Ich muss gesehen haben, dass sie sich nicht sicher fühlte und erst reden würde, wenn man ihr Freiraum zugestand.

Ihr Arzt und ich vereinbarten, dass ich sie nach ihrer Entlassung aus der Klinik regelmäßig besuchen würde. Nach und nach erzählte sie mir von ihrem Leben, einem Leben, das für sie voller Leid war. Sie hatte sehr wenig Vertrauen in andere Menschen, und sie war sehr empfindsam. Jeder Eindruck erreichte sie ungefiltert. Nach zwei Jahren schenkte sie mir ein Buch: *Aufzeichnungen aus dem Untergrund* von Dostojewski. Es war ein vielsagendes Geschenk. Unser Kontakt war wie in dem Buch: Sie ließ mich ihren Untergrund sehen.

Nach etwa vier Jahren merkte ich, dass es ihr schlechter ging. Ich hatte schon länger die Vermutung: Es kommt der Moment, an dem sie ihrem Leben doch ein Ende setzt. ›Vielleicht‹, sagte sie, wenn ich sie danach fragte. Ich besprach das nur mit ihrem Arzt. Er griff nicht ein, erkannte die Aussichtslosigkeit. Eines Morgens bekam ich einen Anruf von ihrem Mann. Dorien hatte sich am Abend zuvor das Leben genommen. Auf grausame Weise. Gefunden wurde sie von ihrer dreizehnjährigen Tochter.

Meine Erfahrungen mit Dorien waren mir eine Lektion fürs Leben. Unsere Ansprüche hintanstellen, das ist es, was wir tun müssen. Hilfeleistende sind meistens darauf aus, Menschen von einem selbst gewählten Tod abzuhalten. Was für eine Anmaßung! Wir sind zu Gast im Leben eines anderen, und dementsprechend sollten wir uns verhalten. Wer so verzweifelt ist, möchte zuallererst verstanden werden. Und erst im nächsten Schritt können wir mit aller Vorsicht deutlich sein und dem anderen vermitteln, dass Hilfe möglich ist. Das kann eine große Erleichterung bedeuten. Ich habe gelernt zuzuhören. Wenn ein Mensch seine Geschichte nicht teilen kann, wird er furchtbar einsam.

Der schreckliche Tod von Dorien hat auch meine Auffassung zum Thema Hilfe zur Selbsttötung verändert. Wenn jemand wirklich nicht mehr leben will, dann muss es einen humanen Ausweg geben. Schon die Möglichkeit verschafft den Menschen Luft – manchmal um weiterzuleben, manchmal um weniger einsam in den Tod zu gehen. Wenn es nicht mehr geht, dann sollte es nicht so passieren wie bei dieser jungen Mutter.

Ihr Buch steht in meinem Regal. Vorne drin eine Widmung: *Von Dorien.*«

TOCHTER

Kinderarzt
Piet Leroy (48)

»Es war Muttertag. Meine jüngste Tochter wurde krank, und anfangs sah es nach einer handfesten Erkältung aus. Aber im Lauf der Woche ging es ihr immer schlechter: ein kleines Mädchen, noch keine drei Jahre alt, mit hohem Fieber, hustend und kurzatmig. In der Nacht von Freitag auf Samstag ging es so rapide bergab, dass ich meine Kollegen von der Rettung rief. Sie hatte offensichtlich eine schwere Lungenentzündung, in ihren Lungen saß Schleim, der Blutdruck war kritisch. Ein Krankheitsbild, das ich hätte erkennen müssen, aber bei meinem eigenen Kind übersehen habe. Ich bin gut ausgebildet, habe noch nie eine falsche Diagnose gestellt – nun also doch. Wäre es ein fremdes Kind gewesen, hätte ich nach Symptomen gesucht, um meine Vermutung abzusichern, aber als Vater suchte ich nur Beruhigung.

Sie wurde in meiner eigenen Abteilung aufgenommen, auf der Kinderintensivstation. Plötzlich war ich nicht mehr Arzt, sondern Vater. Es war im wahrsten Sinne ein Perspektivenwechsel. Ich stand nicht mehr am Bett, sondern saß daneben. Daraus habe ich viel gelernt. Ärzte neigen dazu, von der Krankheit aus zu denken und zu kommunizieren: Dies ist das Problem, das ist die Prognose, und so werden wir die Sache angehen. Wir sind darauf geeicht, so viele Informationen wie möglich zu übermitteln. Aber Eltern sind mit ganz anderen Fragen beschäftigt. Sie haben Angst, sie fragen sich: Wird alles wieder gut? Wird mein Kind einen Schaden davontragen? Habe ich irgendwelche Anweisungen verpasst? Die besten Gespräche hatte ich mit den Ärzten und dem Pflegepersonal, wenn sie mich nicht nur sachlich über die Krankheit informierten, sondern auch zu erfassen versuchten, wie ich mich fühlte.

Diese Erfahrung hat mich stark beeinflusst. Ich spreche nun ganz anders mit Eltern. Meine ärztliche Logik kann von der ihren sehr stark abweichen – das hatten mir die Lehrbücher nicht beigebracht. Ich nehme mir jetzt die Zeit, die Eltern kennenzulernen, ich spreche mit ihnen über ihre Arbeit, ihre Freizeit, die Familie. Und ich gebe ihnen den Raum, ihre Ängste auszusprechen. Auf diese Weise entsteht eine Bindung, und die bildet die Grundlage für echten Kontakt. Jede Information, die ich übermittle, kommt dann viel besser an.

Meine Tochter wurde ein paarmal operiert. Ich kannte das Krankheitsbild, ich wusste, dass es eigentlich immer gut geht. Daran hielt ich mich fest. Aber nach etwa einer Woche gab es eine ernste Komplikation. Ein Scan zeigte, dass eine neue Entzündung zwischen Lunge und Herz saß. Dann sah ich erste Zweifel in den Augen meiner Kollegen. Es zog sich über einen Tag hin. Einen Tag, den wir in Todesangst verbrachten.

Es ist dann alles gut gegangen, aber die Angst habe ich danach noch zigmal wiedererlebt. Das Zimmer, in dem meine kleine Tochter gelegen hatte, blieb noch lange Zeit mit den dramatischen Tagen von damals verknüpft. Auch als längst andere Kinder dort lagen und ich wieder einfach der Kinderarzt war, musste ich jedes Mal daran denken, wenn ich das Zimmer betrat.

Wenn ein Kind nach einer ernsten Krankheit wieder gesund wird, neigen wir dazu, euphorisch zu reagieren und all die Ängste, die Eltern durchgestanden haben, ein wenig zu vergessen. Es herrscht Erleichterung, man hat alles hinter sich. Jetzt erst weiß ich, wie lang die Verzweiflung weiter in einem arbeiten kann. Die Angst, sein Kind zu verlieren, die Schlaflosigkeit, alles, was zu Hause zu regeln ist, der Stress, auf den Eltern oftmals ganz unterschiedlich reagieren – all das kann später zu einem heftigen Rückschlag führen. Ich spreche es inzwischen den Eltern gegenüber an. Das kann Ihnen noch Schwierigkeiten bereiten, sage ich zu ihnen. Nehmen Sie sich die Zeit, das Erlebte zu verarbeiten. Am Fall meiner Tochter habe ich erlebt, womit Eltern ringen, und das hat mich zu einem besseren Arzt gemacht.«

MUTTER

Krankenschwester
Paula Groenendijk (60)

»Sie ging gerne aus, liebte Einkaufsbummel und unternahm Urlaubsreisen – eine hübsche, ausgelassene Frau von Ende zwanzig, deren Leben jäh zum Stillstand gekommen war. Gebärmutterhalskrebs im Endstadium, wir konnten nichts mehr für sie tun, nur noch ihre Schmerzen lindern. Sie lag auf meiner Station, und eines Abends sagte sie: ›Paula, ich mag nicht mehr.‹ Ihr Bauch und ihre Beine waren geschwollen, sie hatte große Schmerzen, und sie war sehr müde. Ich liege hier und sieche dahin, dabei gehöre ich eigentlich mitten ins Leben.

Ich habe meistens abends Dienst. Das Schöne daran ist, dass die Patienten dann viel mehr reden. Die Besucher sind nach Hause gegangen, die Ärzte sind fort, es wird still und dunkel, und die Patienten beginnen nachzudenken. ›Ich möchte Sterbehilfe bekommen‹, sagte sie. Am nächsten Abend fing sie wieder davon an. Ich habe ihren Arzt informiert. Er hat mit ihr gesprochen, aber er wollte keine Sterbehilfe leisten.

Er sah noch Möglichkeiten der Schmerzbekämpfung, wollte ihr noch ein paar gute Monate verschaffen.

Sie war fuchsteufelswild. Früher hätte ich ihren Zorn verstanden. Ich war lange davon überzeugt, dass man auch Menschen in jüngerem Lebensalter Sterbehilfe leisten sollte. Damals war ich selbst Anfang zwanzig gewesen, hatte gerade als Krankenschwester zu arbeiten begonnen, als ich einem Arzt assistierte, der einer jungen, todkranken Frau Sterbehilfe leistete. Keine meiner Kolleginnen wollte dabei helfen. Ich fand, dass jeder Patient und jede Patientin das Recht darauf hat, und ich war immer ziemlich empört, wenn Ärzte nicht gewillt waren, Sterbehilfe zu leisten. Aber nach all den Jahren bekam ich plötzlich Zweifel.

Zwei Monate zuvor hatte mein Sohn einen Herzstillstand erlitten. Er landete bei mir im Krankenhaus. Ich saß an seinem Bett und hatte entsetzliche Angst, er könnte sterben. Nun sah ich am Bett dieser jungen Frau eine andere Mutter sitzen, die sich in einer ganz ähnlichen Situation befand wie ich kurz zuvor. Mein Sohn war so alt wie ihre Tochter. Mein Sohn hatte es überlebt, sie musste Abschied nehmen. Ich verstand den Wunsch ihrer Tochter. Es war *ihr* Leben und *ihre* Entscheidung. Das sagte ich auch zu ihrer Mutter, obwohl ich mich dabei sehr unwohl fühlte. Sie wurde sehr böse auf mich, sie fand es viel zu früh für Sterbehilfe. ›Und wenn es *Ihr* Kind wäre?‹, fragte sie mich. Das traf mich, ich wusste allzu gut, was sie durchmachte.

Sie sind nach Hause gegangen, die Tochter ist einige Monate später gestorben. Seitdem hat sich etwas in meinem Umgang mit jungen Krebspatienten verändert. Früher hat es mich immer ein bisschen geärgert, wenn Angehörige zu Patienten sagten, sie müssten kämpfen. Heute nicht mehr. Seit der Krankheit meines Sohns kann ich die Angst der Eltern nachvollziehen, ihren Widerstand gegen die Sterbehilfe, die den Abschied plötzlich so konkret werden lässt. Darum bemühe ich mich inzwischen nach Kräften, es jungen, schwerkranken Patienten so angenehm wie möglich zu machen, solange es nur geht. Ich rege sie an, aus dem Bett zu kommen, bringe ihnen, was sie gern essen, sorge dafür, dass sie so wenig wie möglich Schmerzen haben. Alles, um zu vermeiden, dass sie ihren Todeswunsch zu früh äußern. Ich habe Verständnis für Eltern entwickelt, die für den Tod ihres Kindes noch nicht bereit sind. Und ich begreife auch den Arzt, der sich nicht dazu imstande fühlt, dem Leben eines jungen Menschen ein Ende zu setzen. Ärzte werden ausgebildet, um zu heilen – und dieser Auftrag wird extrem belastet, wenn der Mensch, der um Sterbehilfe bittet, vielleicht sogar jünger ist als das eigene Kind. Inzwischen denke ich: Es ist auch das Recht eines Arztes, einer Ärztin, keine Sterbehilfe leisten zu wollen, es nicht zu können.«

DURCH DEN ZORN HINDURCH

Gynäkologe
Bart Fauser (63)

»Gleich nach der Diagnose kamen sie zu uns ins Krankenhaus: ein junges Paar, dessen Zukunftspläne sich zu zerschlagen schienen. Bei dem Mann war Krebs festgestellt worden, und die anstehende Chemotherapie würde ihn möglicherweise unfruchtbar machen. Er wollte sein Sperma einfrieren lassen. Dann könnte er später doch noch ein Kind mit seiner Frau bekommen.

Eine Weile danach kamen sie zu mir in die Sprechstunde. Sie wollten sein Sperma für eine künstliche Befruchtung nutzen. Aber es tat sich ein gewaltiges Dilemma auf: Der Mann sah dem Tod ins Auge. Die Chemotherapie hatte nicht geholfen, er war im Endstadium. Konnten wir es verantworten, dem Wunsch des Paars zu entsprechen? War die Frau in der Lage, die Folgen ihrer Entscheidung abzuschätzen? Durften wir dabei helfen, ein Kind in die

Welt zu setzen, das seinen Vater nicht kennenlernen würde?

Diese Fragen konnte ich nicht allein beantworten; ich legte sie einer fachübergreifenden Gruppe vor, in der wir jeden Monat solche komplexen Fragen besprachen. Wir kamen schnell zu dem Schluss, dass es nicht vernünftig wäre, mit der Behandlung zu beginnen, jedenfalls nicht zu diesem Zeitpunkt. Ich erinnere mich an die Reaktion des Paars, sie war kühl und distanziert. Ich habe den beiden erklärt, dass wir uns bei den Behandlungen, die wir ausführen, mitverantwortlich fühlen und uns deshalb das Recht nehmen, zu bestimmen, wo die Grenzen unseres Handelns liegen. Es stehe ihnen frei, habe ich gesagt, zu schauen, ob ihnen anderswo geholfen werden könne.

Drei Jahre später saß die Frau wieder bei mir in der Sprechstunde, nun zusammen mit ihrem Vater. Sie seien tatsächlich damals in eine andere Klinik gegangen, erzählte sie, aber ihr Mann sei schon während der ersten Behandlung gestorben, und sie habe dann beschlossen, nicht weiterzumachen. ›Ich war damals sehr wütend auf Sie‹, sagte sie, ›aber jetzt bin ich wieder hier, um meinen Wunsch doch noch zu verwirklichen. Ich habe keinen neuen Partner, ich führe ein geordnetes Leben, und ich habe meinen Vater mitgebracht, damit er das bezeugen kann.‹

Dieses Mal beschlossen wir gemeinsam, mit der Behandlung zu beginnen. Alleinstehende Frauen kommen für eine künstliche Befruchtung immer infrage, und ihr Mann hatte eingewilligt, dass sein Sperma auch nach seinem Tod verwendet werden dürfe. Ich fand es bewegend, zu sehen, wie viele Probleme diese junge Frau schon hatte bewältigen müssen.

Kurz danach meldete sich der Arzt, der die künstliche Befruchtung bei ihr durchführen sollte. Sie war nicht zum

Termin erschienen. Ich rief sie an. Sie habe noch einmal gründlich über alles nachgedacht und beschlossen, davon abzusehen. ›Vor drei Jahren fühlte es sich an wie *Ihre* Entscheidung‹, sagte sie, ›jetzt ist es meine eigene.‹

Da erst wurde mir klar, wie komplex Entscheidungen über Leben und Tod sein können. Sie hatte damals das Gefühl gehabt, es sei über ihren Kopf hinweg entschieden worden, und das hatte ihren Widerstand hervorgerufen. Erst viel später hatte sie sich gefragt: Will ich es eigentlich wirklich selbst? Dieser Umweg war für sie wohl notwendig gewesen, um zu einer Erkenntnis zu kommen.

Ich gehöre zu der Generation von Ärzten, die sich selbst haben beibringen müssen, wie man am besten mit Patienten kommuniziert. Bei diesem Ehepaar bin ich vermutlich zu streng vorgegangen. Ich habe versucht, ihnen unsere Argumentation zu vermitteln, aber das ist mir offensichtlich nicht geglückt.

Die Patientin hat mir den Spiegel vorgehalten, indem sie – durch ihren Zorn hindurch – zu mir zurückgekehrt ist. Ich stehe noch immer zu meiner Entscheidung von damals. Aber diese Frau hat mir klargemacht, wie wichtig es ist, zuallererst eine vertrauensvolle Bindung zu den Patientinnen aufzubauen. Seitdem bemühe ich mich noch stärker, sie in den Entscheidungsprozess mit einzubeziehen. Damit zu guter Letzt eine Entscheidung dabei herauskommt, bei der alle Parteien das Gefühl haben: So ist es gut.«

GEFLOHEN

Hausärztin
Sandra Bijl (52)

»Sie war aus dem Irak geflohen, zusammen mit ihrem Mann und dem neugeborenen Sohn, den sie auf ihrem Rücken über die Berge getragen hatte. Nachdem sie in den Niederlanden Asyl beantragt hatte, war sie in Rotterdam in meinem Viertel gelandet, wo zwei weitere Kinder geboren worden waren. Aber die Sicherheit, die sie hier hätte finden sollen, wurde durch das Drama, das sich bei ihr zu Hause abspielte, wieder zunichtegemacht. Sie kam mit unklaren Beschwerden zu mir in die Sprechstunden, und erst nach einer Reihe von Gesprächen kam ich dahinter, was der Grund war. Ihr Mann misshandelte und vergewaltigte sie. Sie schämte sich schrecklich deswegen.

Sie erzählte mir, was sie tat, wenn ihr Mann gegen ihren Willen Sex haben wollte. Sie zog sich ihr Kopftuch über die Augen, sah ihn nicht an und ließ es über sich ergehen. Auf diese Weise war sie ein paarmal schwanger geworden. Und nun erschien sie ohne sein Wissen bei mir, um mit mir einen

Schwangerschaftsabbruch zu besprechen. Der Mann bekam Wahnvorstellungen, verdächtigte sie, einen anderen zu haben, und beauftragte seine Söhne, sie den ganzen Tag über nicht aus den Augen zu lassen.

Die Sozialarbeiterinnen, die sich um die Familie kümmerten, sagten übereinstimmend: ›Du musst ihn verlassen, so geht das nicht weiter.‹ Aber sie hatte das Schreckensbild ihres irakischen Schwagers im Hinterkopf, der aus verletztem Ehrgefühl seine Frau ermordet hatte. Sie fürchtete, ihr könnte das gleiche Los drohen. Sie telefonierte mit ihren drei Brüdern, die in Deutschland und im Irak lebten, und sprach die Möglichkeit einer Scheidung an. Kommt nicht infrage, bekam sie zu hören. Dann müsste sie in den Irak zurück und würde ihre Kinder nie mehr wiedersehen. Sie saß in der Klemme. Währenddessen wurde der Druck immer stärker. Ihr Mann nämlich erzählte munter vor seinen Freunden, sie sei keine gute Ehefrau, weil sie nicht die Beine breitmachen wolle, dabei sei das doch ihre eheliche Pflicht. Er sagte das auch vor den Kindern, was ihre Demütigung verschlimmerte. Aber auch der Druck von den Sozialarbeiterinnen stieg. Sie drohten, die Kinder aus der Familie zu holen, weil die Situation dort einfach zu problematisch wurde.

Mehrere Institutionen bemühten sich um die Familie, und alle wussten, was sie tun sollte. Auch ich redete auf sie ein. Ich sah sie fast jede Woche und sagte, sie müsse den ersten Schritt tun, sie brauche hier in den Niederlanden keine Angst zu haben. Sie aber sagte immer dasselbe: ›Ich kann das nicht.‹ Ich rief sogar bei Bürgermeister Aboutaleb an, um ihn zu bitten, einmal mit ihrem Mann zu reden. Weiter als bis zu seiner Sekretärin kam ich allerdings nicht. Wir alle waren damit beschäftigt, für sie zu denken. Aber wir argumentierten immer von unserem eigenen, niederländischen Blickwinkel aus. Ich übersah völlig, dass sie selbst am besten wusste, welche Auswirkungen eine Scheidung hätte.

Sie hat das Problem schließlich selbst gelöst. Sie ließ die beiden Brüder aus Deutschland kommen und organisierte ein Familiengespräch mit ihrem Mann. Zunächst fanden ihre Brüder, sie müsse es weiter probieren, aber sie redete auf sie ein, und endlich waren sie einverstanden. Sie willigten, im Namen der Familie, in ihre Scheidung ein. So konnte sie ihre Ehre behalten. Sie lebt jetzt allein mit ihren Söhnen, ihr Mann kommt manchmal vorbei, um die Kinder zu sehen. Er hat die Situation akzeptieren müssen.

Von ihr habe ich gelernt, dass ich nicht denken sollte, ich könnte anderer Leute Probleme lösen. Wer bin ich, dass ich zu wissen meine, was gut für andere ist? Ich arbeite in einem sogenannten Problemviertel mit vielen Migranten. Was weiß ich schon von ihrer Kultur und ihrem Hintergrund?

Diese Frau ist sehr stark. Während sie vor lauter Stress und Kummer fast zusammenklappte, fand sie trotzdem die Kraft, sich selbst aus dem Elend herauszuziehen. Sie kommt nur noch selten zu mir in die Sprechstunde.«

HOCHZEIT

Facharzt für Geriatrie
Johan Schuijtemaker (42)

»Sie kam unter meine Fittiche, während ich als Assistenzarzt auf der Internen famulierte. Eine Frau Anfang vierzig mit zwei jungen Töchtern. Sie hatte Krebs. Eigentlich war die Prognose gut, aber die Behandlung schlug nicht an. Der Tumor schien sich genetisch zu verändern, wir mussten immer wieder eine neue Chemotherapie ausprobieren. Sie brauchte viel Pflege, oft war ich etwas länger bei ihr, und so kamen wir ins Gespräch. Sie hatte viele Freunde, die sich gegenseitig ablösten und alles für sie taten. Ihr Zimmer strahlte Gastfreundschaft aus, das war schön, zu sehen.

Mit der Zeit ging es ihr immer schlechter, und ich erinnere mich an meine Fassungslosigkeit. Das kann doch nicht wahr sein, dachte ich. Sie wird doch jetzt nicht sterben? Schließlich begriff sie selbst, dass es auf das Ende zuging, und sie machte sich Sorgen. Was würde mit ihren Mädchen geschehen? Sie war geschieden, ihr Ex-Mann wohnte etwas weiter entfernt, die Töchter lebten bei ihr. Sie wohnten zur Miete – wenn sie stürbe, könnten ihre Kinder dort nicht bleiben. Dann müssten sie fort aus der vertrauten Umgebung, weg von ihren Freundinnen.

Dann hatte sie eine Idee. Sie wollte ihren Ex-Mann ein zweites Mal heiraten, dann könnte er nach ihrem Tod in das Haus zu seinen Töchtern ziehen. Sie hatte ein gutes Verhältnis zu ihrem ehemaligen Mann, und er willigte ein. Es gab nur ein Problem. Er war in der Zwischenzeit wegen einer großen Gelenkoperation selbst in ein Krankenhaus aufgenommen worden. Er lag dort in einer Art Gestell. Der Chirurg an unserer Klinik zögerte nicht lang und ließ den Mann im Krankenwagen zu uns bringen. Es bestand keine medizinische Indikation dafür, er sollte einen Patienten behandeln, den er gar nicht selbst operiert hatte, aber er machte es einfach.

Der Standesbeamte kam ins Krankenhaus und traute die beiden in ihrem Zimmer, wo sie Bett an Bett lagen. Kurz darauf starb sie. Ihr Mann war bei ihr, im Bett neben ihr.

Ich fand das sehr beeindruckend. In den letzten Wochen ihres Lebens wurde das alles geregelt, und jeder und jede half mit. Ich bekam eine an mich persönlich adressierte Traueranzeige, das berührte mich. Ich war traurig über ihren Tod, aber ich hatte zugleich das Gefühl, etwas gut gemacht zu haben. Das System von Pflege und Fürsorge ist kompliziert und bürokratisch, aber in diesem Fall wurde es an die Bedürfnisse der Patientin angepasst. Wenn man es wirklich möchte, ist es machbar – davon bin ich überzeugt.

Nun arbeite ich als Geriater mit älteren Menschen, und auch hier sind Fürsorge und Pflege bis ins Letzte geregelt. Aber ich denke immer wieder an damals und versuche, die Dinge um den Patienten herum gut zu organisieren. Meistens gelingt es, aber man muss schon ein bisschen erfinderisch sein. Viele der älteren Menschen haben chronische Krankheiten und werden nicht mehr gesund. Dann geht es darum, ihnen auf eine Weise zu helfen, dass sie ihr Leben so gut wie möglich weiterführen können. Dazu muss man sich aber anschauen, was dieses Leben ausmacht. Und das bedeutet, auf anderes als nur die Krankheit ein Auge zu haben: Welche Arbeit hatten die Patienten früher getan? Was haben sie miterlebt und durchgemacht? Ich frage mich auch, welchen Einfluss unsere Behandlung auf die Familie hat. Ich erkundige mich immer danach.

Diese junge Frau hat uns an die Hand genommen, damit ihr letzter Wunsch in Erfüllung gehen konnte. Die älteren Patienten, mit denen ich zu tun habe, übernehmen die Regie weniger entschieden. Aber mit ein bisschen Hilfe gelingt es meistens doch. Sie wissen selbst sehr gut, was sie im Leben wollen und was nicht.«

EMOTIONEN

Psychiaterin Joanneke van der Nagel (43)

»Vor zwölf Jahren landete ich als angehende Ärztin nicht auf eigenen Wunsch in der Drogenhilfe. Mit meiner Assistenzstelle hatte es im letzten Moment doch nicht geklappt, und ich musste mir kurz vor Weihnachten noch schnell etwas anderes organisieren. Und so begann ich, mit einiger Aversion, in einer Suchtklinik zu arbeiten. Dort führte ich zusammen mit einem erfahrenen Therapeuten intensive Gruppenbehandlungen durch. Die Patienten sollten hier die Gründe für ihre Sucht erkennen, es wurde also viel geredet. Es ging um ihre Jugend, ihre Verhaltensmuster und ihren Umgang mit Emotionen.

Wir hatten sicher an die zwanzigmal zusammengesessen und dachten, eine ganze Menge über jeden und jede zu wissen, als eines Mittags einer der Jungs sagte: ›Jetzt müsst ihr mir aber doch mal erzählen, was das eigentlich ist, Emotionen.‹ Ja, bestätigten einige andere, das wüssten sie auch gern.

Ich war perplex. Monatelang hatten alle begeistert mitgemacht, aber offenbar hatten einige von ihnen die meiste Zeit gar nicht verstanden, worum es überhaupt ging. Die Worte, die wir verwendeten, waren viel zu kompliziert, erst recht die Metaphern. Dass dieser junge Mann sich traute zuzugeben, dass er nicht mitkam, war großartig. Wir machten einen Test mit ihm, sein IQ lag etwa bei 70, weit unter dem Durchschnitt. Seine Bemerkung hat mir sehr zu denken gegeben. Mir wurde plötzlich klar, dass es eine Gruppe von Menschen gibt, die wir mit unserer regulären Behandlung völlig überfordern, nämlich die Menschen mit einer leichten geistigen Behinderung. Die Therapeuten in der staatlichen Gesundheitsfürsorge haben alle eine Fachhochschul- oder Universitätsausbildung absolviert. Wir gehen viel zu sehr von unserem eigenen Denkniveau aus.

Als ich später selbst Patienten behandelte, merkte ich, wie schwer es ist, eine geistige Behinderung überhaupt festzustellen. Man denkt immer, der andere verstehe einen schon. Viele Menschen mit einer geistigen Behinderung haben eine Familie, einen Job, einen Führerschein. Das macht es so schwierig. Sie laufen in der Gesellschaft mit, aber im täglichen Leben begegnen sie oft Dingen, die sie gar nicht verstehen. Das können sie allerdings gut überspielen. Viele von ihnen tragen im Wortsinn eine robuste Jacke, sie scheinen ein dickes Fell zu haben und strahlen aus, dass sie alles können. Welche Verletzbarkeit dahintersteckt, sieht man ihnen nicht an. Und sie selbst kommen auch nicht so leicht dahinter.

Gemeinsam mit einer Kollegin habe ich mir vorgenommen, mich mit dieser Gruppe von Suchtkranken näher zu befassen. Wir dachten zunächst an ein Projekt von ein paar Stunden in der Woche. Aber wir sind nicht mehr davon losgekommen. Wir haben eine Behandlungsmethode entwickelt, die inzwischen überall in den Niederlanden angewendet wird, und unser Handbuch erscheint bald in der zweiten Auflage. Ich habe über das Thema sogar promoviert. In meiner Forschung bin ich der Frage nachgegangen, wie viele Menschen mit geistiger Behinderung suchtkrank sind. Es sind viel mehr, als wir angenommen hatten. Das war weltweit noch nie untersucht worden.

Wir wissen jetzt, dass wir in dieser Gruppe viel weniger reden und viel mehr tun sollten. Wir benutzen während der Behandlung Piktogramme und kleine Spiele. Und wir arbeiten intensiv mit den jeweiligen Familien zusammen.

Dem Jungen von damals haben wir aus seiner Sucht nicht heraushelfen können. Er konsumiert seit Jahren alles kreuz und quer, hat Schulden, ist mit dem Gesetz in Konflikt geraten. Bei ihm haben wir zu spät entdeckt, dass er wegen seiner geistigen Behinderung noch mehr Probleme bekommt. Wir versuchen, die Folgen seiner Süchte klein zu halten, das ist das Äußerste, was wir erreichen können. Aber anderen können wir dank unserer neuen Herangehensweise jetzt sehr viel besser helfen.

Nein, dieser junge Mann hat nie erfahren, was er auf den Weg gebracht hat. Mit dieser einen Bemerkung hat er vielen Patienten, die nach ihm kamen, eine Perspektive eröffnet.«

ZU NETT

Gynäkologin
Mieke Kerkhof (55)

»Als sie ihr Kind geboren hatte, ging ich zu ihr, um zu gratulieren. Das mache ich mit allen frisch gebackenen Müttern so, aber das wusste sie nicht. Sie empfand es als etwas ganz Besonderes. Und ich schnallte es nicht. Eines Tages gab sie mir den Fotoband ihres Kindes und sagte: ›Behalte ihn ruhig mal einen Monat, blättere darin herum und schreib irgendetwas Schönes hinein.‹ Ich hätte erkennen müssen, wie übertrieben das war, aber ich fand, ich konnte es nicht ablehnen. Sie hatte psychische Probleme, sie war eine der Frauen, die wir bei uns im Krankenhaus in einer speziellen Poliklinik begleiten.

Sie hatte keinen Partner, und ihr Job begann morgens früh, deshalb schlug ich, als sie wieder zu arbeiten anfing, vor, sie solle vor der offiziellen Sprechstunde zur Kontrolle kommen. Das fasste sie, das wurde später klar, als Vorzugsbehandlung auf. So gab es mehrere Sachen, die sie ganz anders interpretiert hatte. Ich aber erkannte es nicht, denn es geschah ganz allmählich.

Sie fing an, mir Briefe zu schreiben, die sie unten am Empfang des Krankenhauses abgab. Sie schrieb, ich sei eine Art Mutter für sie geworden. Sie wollte mit mir Tee trinken gehen, um herauszufinden, ob ich mehr für sie bedeuten könne. Da habe ich einen Schlussstrich gezogen. Auf Anraten unseres Krankenhaus-Juristen habe ich die Ärztin-Patientin-Beziehung mit einem förmlichen Brief beendet. Ich bot an, die Patientin an einen männlichen Kollegen weiterzuleiten, aber das wollte sie nicht.

Von da an bekam ich massenhaft anonyme E-Mails. Es waren viele erotisch gefärbte Texte, immer von derselben Hotmail-Adresse aus: ›Shakespeare in love to be‹. Die Person schien alles über mich zu wissen. Es war unangenehm, manchmal sogar bedrohlich. Das hat ein Jahr gedauert. Erst als ich ankündigte, Anzeige zu erstatten, hörten die Mails auf. Ich hätte wirklich nie erwartet, dass sie dahintersteckte. Bis mich ihr Psychiater fragte, ob ich bereit wäre, ein letztes Mal mit ihr zu reden. In dem Gespräch gab sie zu, dass sie mich die ganze Zeit gestalkt hatte.

Sie ging in ein anderes Krankenhaus. Und ich machte einen Fehler, aus dem ich eine Menge gelernt habe. Um zu verhindern, dass meiner dortigen Kollegin das Gleiche widerfuhr, wollte ich sie informieren. Dafür musste ich das Berufsgeheimnis brechen, aber ich war der Meinung, dass ich meine Erfahrungen nicht für mich behalten durfte. Ich rief meine Kollegin an, sie war nicht da. Ich bekam die Sekretärin ans Telefon. Ich legte ihr dringend ans Herz, dass sie die neue Patientin bei einem männlichen Gynäkologen unterbringen sollte. Woraufhin die Sekretärin, wirklich etwas ungeschickt, die Patientin anrief, um das mit ihr zu besprechen. Sie war wütend, reichte sieben Klagen gegen mich beim Krankenhaus ein und überschüttete mich mit Vorwürfen. Ich bekam in allen Punkten Recht, nur die Klage gegen die Verletzung des Berufsgeheimnisses wurde für begründet befunden.

Ich weiß jetzt, wie verletzbar man als Arzt oder Ärztin ist. Es ist ein intimes Fach, besonders natürlich die Gynäkologie. Sie gab mir die Vorstellung, dass ich diese Intimität missbraucht hätte. Sicher, ihr Verhalten hatte zweifellos mit ihrer Krankheit zu tun, sie hatte eine Zwangsstörung. Aber es lag zum Teil auch an mir. Ich will zu nett sein, ich möchte den Patientinnen zu gern helfen. Ich höre oft von Kollegen, dass ich zu wenig Abstand halte. Das finde ich schwierig, denn ich bin nun einmal so. Aber gut, inzwischen bin ich etwas strenger geworden.

Ich erzähle diese Geschichte immer meinen Co-Assistentinnen, denn es sitzt eine Menge Lehrstoff drin. Du kannst viel übrig haben für deine Patientinnen, aber behalte deine Grenzen im Blick.«

EIN NACHVOLL-ZIEHBARER WUNSCH

Hausarzt
Han Mulder (50)

»Peter war ein hart arbeitender junger Kerl, stolz auf den Malerbetrieb, den er aufgebaut hatte. Ein Patient, der für gewöhnlich nie in meine Sprechstunde kam, bis er immer häufiger diffuse Beschwerden hatte, Muskelschmerzen und Müdigkeit. Nach einer langen Odyssee von einem Spezialisten zum anderen wurde im Sommer 2014 schließlich die fatale Diagnose gestellt: amyotrophe Lateralsklerose, ALS. Unmittelbar danach kam er bei mir vorbei, um darzulegen, was er mit dem Rest seines Lebens vorhatte. Sobald er das Gefühl hätte, seine Autonomie zu verlieren, wollte er Sterbehilfe bekommen, und er wollte dann auch seine Organe spenden.

Es schien mir ein ganz selbstverständliches Ansinnen zu sein. Zunächst beschäftigte ich mich nur mit der Frage der Sterbehilfe, ich wollte wissen, wie er sich die letzte Phase seines Lebens vorstellte, wo er die Grenze ziehen würde.

Erst dann informierte ich mich über den zweiten Teil seines Wunsches, und da stellte sich mit einem Mal heraus, dass ich mich geirrt hatte, was die Selbstverständlichkeit anging. Eine Organspende nach einem durch Sterbehilfe herbeigeführten Tod ist sehr ungewöhnlich und weltweit höchstens fünfundzwanzigmal vorgekommen. Peter sagte: ›Ich möchte mit diesem Körper, der mich so enttäuscht, wenigstens noch etwas Gutes anfangen.‹ Das war ein nachvollziehbarer, schöner und logischer Wunsch, aber ich rannte überall gegen Mauern.

Aktive Sterbehilfe und Organspende sind beides hoch empfindliche Vorgänge, und hier sollten sie auch noch miteinander kombiniert werden. Dann traf ich in einem örtlichen Krankenhaus auf einen Intensivmediziner, der sofort sagte: ›Das muss doch machbar sein!‹ Zusammen packten wir es an, die Sache für Peter zu klären und zu organisieren. Es kostete viel Zeit und Überzeugungskraft, zumal noch etwas dazukam: Peter wollte zu Hause sterben. Er wollte in seinen eigenen vier Wänden von seiner Familie Abschied nehmen, dann in den Schlaf versetzt und ins Krankenhaus gebracht werden, damit seine Organe entnommen werden konnten. Anschließend sollte man ihn sofort wieder nach Hause bringen, damit er dort aufgebahrt werden konnte. Das war noch nie zuvor gemacht worden. Als besonders schwierig erwies sich, dass er dafür schon zu Hause in Narkose versetzt und darin gehalten werden musste. Dafür wiederum musste der Intensivmediziner die Klinik verlassen – auch das ein sehr ungewöhnlicher Schritt. Aber es gelang uns, die Fahrer und Arztkollegen von der Notwendigkeit zu überzeugen.

Peters Wunsch konnte tatsächlich umgesetzt werden. Drei Jahre nach der Diagnose war er vollständig gelähmt, und es kam der Moment, wo er nicht mehr weiterwollte. An einem schönen, sonnigen Apriltag bin ich zu ihm gegangen. Er saß im Garten, nahm sein Schlafmittel ein, bekam das letzte Glas Wein und sank in die Arme seiner Mutter. Um die Ecke, außerhalb seines Blickfelds, stand ein Krankenwagen mit dem Intensivarzt bereit, und zusammen brachten wir ihn ins Krankenhaus, wo die Organentnahme beginnen konnte. Am Abend brachte ihn der Bestattungsunternehmer wieder zurück nach Hause.

Was mich an Peter so beeindruckt hat, waren die tief empfundenen zwei Seiten seiner Existenz. In seinen Träumen war er frei wie ein Vogel, so wie zuvor. Sobald er jedoch die Augen aufschlug, saß er gefangen in einem kranken und unwilligen Körper. Dieses Gefühl ist mir bei vielen ALS-Patienten wiederbegegnet.

Peter sei Dank ist es jetzt landesweit geregelt. Seinetwegen bin ich Mitglied einer Kommission geworden, die Richtlinien für eine Organspende nach dem Tod durch Sterbehilfe erarbeitet hat. Das hat zwei Jahre gedauert, wir haben mit zig Parteien am Tisch gesessen, zig Gespräche geführt. Einen Monat vor Peters Tod war die erste Fassung fertig. Ich bin damit zu ihm gegangen, er fand es fantastisch. Ich habe gesagt: Das war dein Werk. Nun weiß ich, welche Schubkraft ein einziger Patient, eine einzige Patientin haben kann, und ich weiß auch, wie viel man als Arzt erreichen kann. Auch wenn man dafür Mauern einreißen muss.«

DIE SICHT EINER ÄRZTIN

Brustkrebschirurgin Hester Oldenburg (54)

»Ich habe getan, was ich so viele meiner Patientinnen habe tun sehen: es verdrängt. Aber als ich merkte, dass das stecknadelkopfgroße Knötchen in meiner rechten Brust langsam größer wurde, realisierte ich, dass es nichts Gutes bedeuten konnte. Trotzdem ging ich erst Monate später damit zu einem Kollegen. Er tastete, es wurde ein Ultraschall gemacht und punktiert. Ich erinnere mich noch gut an den Anruf des Pathologen. Die Neuigkeit verbreitete sich rasend schnell auf unserer Abteilung – wir arbeiten als Team eng zusammen. Dass auch jemand von uns von Brustkrebs betroffen sein konnte, war für alle erschreckend.

Ich wollte in meinem Krankenhaus operiert werden, daran zweifelte ich keine Sekunde. Meine Kollegen im Antoni-van-Leeuwenhoek-Krankenhaus sind mir so vertraut, wo wäre ich besser aufgehoben? Das Schwierige aber war, dass ich selbst so viel wusste. Der Morgen, an dem ich als Patientin zu meinem Arbeitsplatz ging, war sehr seltsam. Ich kam in den Operationssaal und sah lauter bekannte Gesichter.

Nach der Operation sollte ich fünf Wochen bestrahlt werden, und das habe ich gründlich falsch eingeschätzt. Auch das kannte ich von meinen Patientinnen. An Brustkrebs erkranken oft Frauen im mittleren Lebensalter, und die müssen meistens einiges auf die Reihe kriegen: Arbeit, Familie, hilfsbedürftige Eltern ... Oftmals denken sie: Ach, die Bestrahlung, die läuft doch so nebenher. Dachte ich auch. Aber dann kam der Rückschlag. Ich fühlte, wie es in der Wunde zog, und konnte nichts anderes denken als: Das macht mich kaputt, ich will das nicht. Als Ärztin war ich gewohnt, abzuwägen und Statistiken zu konsultieren, aber diese ärztliche Sicht war mir gänzlich abhandengekommen. Der Chirurg und der Strahlentherapeut haben mit mir geredet und meine Sicht zurechtgerückt. Und ich habe die Bestrahlung zu Ende geführt.

Zwei Wochen später ging ich wieder zur Arbeit. Aber jede Patientin, die mir gegenübersaß, war ich selbst. Ihre Geschichten erreichten mich ungefiltert. Ich besuchte einen Kongress in Berlin, wo Hunderte von Kolleginnen und Kollegen über Brustkrebs sprachen, und ich dachte bei mir: Ihr habt doch alle keine Ahnung. Danach habe ich für drei Monate aufgehört, zu arbeiten. Um wieder Ärztin sein zu können, durfte ich erst einmal keine Patientin mehr sein.

Sechs Jahre später wurde bei einer Kontrolle erneut Brustkrebs festgestellt. Wieder in derselben Brust, aber dieses Mal so tief sitzend, dass ich den Knoten noch nicht ertastet hatte. Ich wusste, was jetzt geschehen würde. Nach einer Bestrahlung ist eine brusterhaltende Operation kein weiteres Mal möglich. Meine Brust würde amputiert, und gleichzeitig würden Maßnahmen zur Brustrekonstruktion ergriffen werden. Fünf Tage Krankenhaus, Drainage, Katheter – ich wusste nicht, dass man am ersten Tag nach so einer Operation nicht einmal auf der Bettkante sitzen kann.

Ich spreche mit meinen Patientinnen oft über die Phase, die beginnt, wenn man die Behandlung hinter sich hat und denkt, es geht schon wieder. Erst dann realisiert man, was geschehen ist, was hätte geschehen können. Dieses Gefühl, diese Beklemmung, die habe ich unterschätzt, beide Male. Und mir ist inzwischen klar, dass auch die Ärzte bei ihren Patienten zu wenig damit rechnen.

Ich erzähle meinen Patientinnen fast nie, dass ich selbst an Brustkrebs erkrankt war, es geht in der Sprechstunde schließlich nicht um mich. Aber meine Krankheit hat mich als Ärztin verändert. Ich kann noch besser nachfühlen, was die Frauen durchmachen, weil ich es alles selbst erlebt habe: wie schwach man sich fühlen kann, wie ängstlich.

Insbesondere aber: wie stark und nachhaltig der Einfluss der Krankheit auf das eigene Leben ist. Ich wusste zwar, dass ich nicht an Brustkrebs sterben würde, aber mir wurde zum ersten Mal wirklich klar, dass meine Gesundheit nicht bedingungslos ist, dass auch mir etwas widerfahren kann, dass ich sterblich bin. Es ist ein vollkommen anderes Gefühl, für immer.«

SPIEGEL

Plastische Chirurgin
Irene Mathijssen (48)

»Sie war sieben, als ich sie zum ersten Mal sah. Cato war mit einer schweren Missbildung von Schädel und Gesicht geboren worden. Die Schädelnähte hatten sich schon vor der Geburt geschlossen, sodass dem Gehirn nicht genügend Raum zur Verfügung stand, um zu wachsen; ihre Augen lagen in flachen Höhlen und standen weit auseinander, und ihr Oberkiefer lag tief hinten, was das Atemholen beeinträchtigte. Sie war schon öfter operiert worden, nun sollte sie bei uns eine vollständige Gesichtskorrektur erhalten. Wir würden den mittleren Teil des Gesichts nach vorn verschieben. Es ist ein enormer Eingriff. Wir lösen den Stirnknochen, die Augenhöhle und den Oberkiefer, drehen die beiden Gesichtshälften aufeinander zu, und ziehen sie dann mithilfe eines Apparates langsam nach vorn.

Die Operation war ein Erfolg. ›Wie hübsch du geworden bist‹, sagten wir zu ihr. Die Eltern sagten, sie würde nun ihren Schwestern ähnlichsehen. Es war gut gemeint, alle waren begeistert – nur Cato nicht. Im Spiegel sah sie ein vollkommen fremdes Gesicht, sie erkannte sich selbst nicht mehr. Und jeder in ihrer Umgebung verhielt sich ihr gegenüber plötzlich ganz anders. Cato ist intelligent, sie bekam sehr genau mit, was geschah. Sie war dieselbe geblieben, aber die Menschen um sie herum reagierten positiver und enthusiastischer auf sie. Nur weil sie jetzt aussah wie andere Kinder? So, wie es sich gehörte? Plötzlich fand ihre Umgebung auch, dass sie schlauer war als vorher. Unheimlich eigentlich. Das alles durchschaute Cato, und es machte ihr sehr zu schaffen.

Sie versuchte, ihren Kummer zu verbergen. Aber ihre Mutter bemerkte, wie sehr sie mit dem Verhalten der Außenwelt zu kämpfen hatte. Sie bat uns um Hilfe. Die Sozialarbeiterin und die Psychologin aus unserem Team sprachen mit Cato, und langsam ging es wieder bergauf mit ihr. Aber ihre Geschichte hat uns die Augen geöffnet.

Seitdem führen wir mit den Kindern, die wir operieren werden, ganz andere Gespräche. Es ist uns klar geworden, dass sie schon als junge Menschen wissen, wie sie aussehen und welche Wirkung ihr Äußeres auf die Umgebung hat. Wir erklären den Kindern jetzt, dass wir sie operieren, damit sie danach die Augen besser schließen, besser atmen oder kauen können. Wir sagen nie mehr, dass sie danach hübscher aussehen. Wir fragen sie vorher, was sie von der Operation erwarten, wir ziehen eine Psychologin zu dem Gespräch hinzu, und wir bedenken Catos Erfahrung: Du wirst hinterher anders aussehen, wie findest du das?

Ich habe noch immer Kontakt mit Cato. Sie hat mir den Vortrag geschickt, den sie in der Schule gehalten hat. Ein anrührender Bericht über ihr Leiden, über alle Krankenhausaufenthalte, und auch eine kleine Liste von den Dingen, die sie nicht kann. Einen Purzelbaum schlagen zum Beispiel. Sie ist jetzt dreizehn. Neulich hat sie mir eine E-Mail geschickt. Ihr fällt auf, dass sie manchmal doch wieder angestarrt wird, dass Menschen sie irgendwie anders oder seltsam finden. Sie hat mit ihrer Freundin darüber gesprochen. Die schlug vor, sie solle kleinere Eingriffe vornehmen lassen, damit sich nicht so viel verändert und sich die frühere Erfahrung nicht wiederholt. Ich werde sie demnächst wieder operieren.

Es ist sehr verführerisch, zu einem Kind zu sagen, dass es nach einer Operation schöner und normaler aussehen wird. Aber das sind alles Werturteile. Es bedurfte eines siebenjährigen Mädchens, um mich zu dieser Einsicht zu bringen. In jeder Sprechstunde verwende ich etwas von dem, was sie mich gelehrt hat.«

KRIEG

Hausärztin
Selma Mogendorff (67)

»Er war der Typ Mann, der selten in die Sprechstunde kommt, ein großer starker Kerl, dem nie etwas fehlte, ein Bauarbeiter. Er kam höchstens vorbei, wenn er sich auf der Arbeit das Knie verdreht oder die Hand verletzt hatte. Immer optimistisch, auch ein bisschen frech, und sehr präsent. ›Alles geht von selbst vorbei‹, sagte er immer, ›und wenn nicht, dann bin ich eben dran.‹ Er arbeitete, bestimmt bis zu seinem Siebzigsten, in seinem eigenen Betrieb. Ich fragte ihn mal, ob das nicht zu schwer sei, ob ihm nicht unheimlich zumute war, wenn er auf einem Gerüst herumkletterte. ›O nein, liebes Frauchen‹, sagte er dann. Einmal brachte er mir einen Blumenstrauß mit, weil ich so wenig an ihm verdiente.

Ganz beiläufig hatte er einmal erwähnt, dass er als junger Mann während des Zweiten Weltkriegs in Deutschland hatte arbeiten müssen. Es kam mir nicht so vor, als wollte er mehr darüber erzählen, deshalb fragte ich nicht nach. Bis er ernsthaft erkrankte und ich regelmäßig bei ihm zu Hause vorbeischaute. Er wurde langsam dement, und in seinem Kopf kehrte er in seine Jugend zurück: Die Bilder von damals ließen sich nicht mehr wegdrängen. Da saß er in seinem Sessel am Fenster, ein gebrechlicher Achtzigjähriger, und konnte nur noch heulen und schreien. Es waren so etwas wie Urschreie. O Gott, wie schrecklich, rief er zum Beispiel, das kann nicht wahr sein! Oder: Das sind keine Menschen mehr, es sind Leichen! Das ist menschenunwürdig, Jungs, was sollen wir nur tun?

Wer weiß, was er alles gesehen hat. Vielleicht hatte er in den Fabriken mit Menschen aus Konzentrationslagern zusammengearbeitet? Es ist inzwischen fünfzehn Jahre her, aber ich weiß noch, dass ich seine Klagen manchmal schon hörte, wenn ich das Haus betrat. Es war herzzerreißend, wie viel Kummer da zum Vorschein kam. Und auch Schuldgefühle, vermute ich. Er hatte offensichtlich eingreifen wollen, aber was hatte er, ein junger Kerl von achtzehn Jahren, schon tun können?

Es gelang mir nicht mehr, ein Gespräch mit ihm anzuknüpfen. Auf meine Fragen kamen keine zusammenhängenden Antworten, er rief immer dasselbe, wie schrecklich es war und wie sehr es ihn schmerzte. Wäre es möglich gewesen, mit ihm zusammen die Vergangenheit der Reihe nach durchzugehen, hätte ich ihn womöglich beruhigen können. Aber ich habe ihn nicht mehr erreicht. Er befand sich tatsächlich den ganzen Tag im Krieg. Ich sah es, konnte nichts tun und fühlte mich furchtbar ohnmächtig.

Seine Frau sagte, ihr gegenüber habe er nie etwas davon erzählt. Sie waren sogar im Urlaub nach Deutschland gereist. Er hatte die Vergangenheit all die Jahre weggestopft, unter einer Menge Herumgealbere verborgen. Das war seine Überlebensstrategie gewesen. Aber nun hatte er keine Wahl mehr, die Erinnerungen kamen über ihn, und er konnte sich nicht gegen sie wehren.

Hätte ich früher einen Hinweis darauf gehabt, dass er sich mit etwas herumschlug, hätte ich Fragen gestellt. Ich vermute, dass er sehr lange Zeit nicht in der Verfassung gewesen war, über seine Kriegserfahrungen zu sprechen. Inzwischen ist mir klar, dass Patienten oft nicht ihr wahres Gesicht zeigen und ihr Verhalten dazu dienen kann, starke Gefühle zu übertünchen. Unter einer Schicht Fröhlichkeit kann sich großer Schmerz verbergen, und unpassendes Auftreten mag ein Zeichen von Angst und Kummer sein. Ich achte seitdem mehr darauf und stelle mir öfter einmal die Frage: Warum wohl verhält sich der andere Mensch auf diese Weise?

Ein paar Monate später ist er schließlich gestorben, und ich war froh für ihn. Seine letzte Lebensphase muss voller Angst gewesen sein. All diese Bilder – so lange her und doch so gegenwärtig. Wenn ich mir das vorzustellen versuche, macht es mich immer noch traurig.«

DÄMMERLICHT

Internist
Peter de Leeuw (69)

»Es war eine Dezembernacht 1977, ich hatte Wochenenddienst. Es muss an meiner mangelnden Erfahrung gelegen haben und an meiner Müdigkeit. Ich war Assistenzarzt im dritten Jahr und zuständig für viele Patienten, auch in anderen Abteilungen. Damals war es noch üblich, dass man drei Tage und Nächte am Stück im Dienst war, und ich hatte bestimmt schon vierundzwanzig Stunden hinter mir.

Sie war um die sechzig und lag seit Kurzem mit unklaren Beschwerden im Krankenhaus. Der Säuregehalt im Blut war erhöht, aber ich konnte mir nicht erklären, warum. Ich ließ eine Röntgenaufnahme von ihrem Bauchraum machen, und ich weiß noch, dass die Krankenschwester mir das Bild zeigte. Es war spät abends, in einem kleinen Raum mit dämmriger Beleuchtung, ich war müde und hatte vorher ein unangenehmes privates Telefongespräch gehabt. Kurz: Ich war nicht ganz bei der Sache. Ich habe mir die Aufnahme angesehen und nichts Besonderes entdeckt.

Noch in derselben Nacht ist sie gestorben. Ich wurde hinzugerufen und konnte es erst nicht begreifen. Das Röntgenbild hatte doch keinerlei Abweichung gezeigt? Sie wurde obduziert, und es stellte sich heraus, dass sie an einer Magenperforation gestorben war. Ich hätte dem Chirurgen Bescheid sagen und man hätte sie sofort operieren müssen.

Wir haben uns die erste Aufnahme noch einmal angesehen. Bei einem Loch im Magen gelangt Luft in die Bauchhöhle, und das muss zu sehen sein. Und so war es auch. Sehr unscheinbar zwar, aber doch zu erkennen. Ich hatte einen fatalen Fehler gemacht. Mit der Kenntnis und Erfahrung von heute weiß ich außerdem, dass man bei einer Übersäuerung des Blutes immer auf Darmprobleme gefasst sein muss. Ich hätte natürlich den Internisten um Rat fragen sollen, aber in der damaligen Zeit überlegte man es sich als Assistenzarzt mindestens zweimal, ob man so jemanden aus dem Schlaf klingelt. Ein junger Arzt musste alles selbst herausfinden.

Wir haben nie darüber gesprochen. Ein Arzt darf keinen Fehler machen, das war damals ungeschriebenes Gesetz, und so blieb das Geschehen dieser Nacht für immer unbearbeitet. Ich musste allein damit zurechtkommen. Ich hatte nicht den Mut, mit den Kollegen darüber zu sprechen, ich schämte mich für das, was passiert war.

Lange Zeit hatte ich große Angst, wieder etwas falsch zu machen. Unmittelbar danach traute ich mich kaum noch, Patienten zu behandeln. Als ich auf der Poliklinik famulierte, habe ich mir jede Aufnahme bestimmt zweimal angesehen. Es hat gedauert, bis ich mein Selbstvertrauen einigermaßen zurückgewonnen hatte. Ich bin im Beruf vorsichtiger geworden. Lange habe ich mein Privatleben hintangestellt und meiner Arbeit den Vorrang gegeben. Wenn ich als Internist zu Hause Bereitschaftsdienst hatte, bin ich oft nach einem

Anruf doch noch in die Klinik gefahren, sicherheitshalber. Was auch immer sich persönlich abspielte, es war weniger wichtig. Ich habe vermutlich unbewusst immer an das private Telefongespräch zurückgedacht, das mich damals so aus dem Gleichgewicht gebracht und möglicherweise zu dem fatalen Fehler beigetragen hatte.

Inzwischen weiß ich, dass alle Ärzte Fehler machen. Meine Erfahrungen haben mich milder gestimmt, seit ich selbst die Ausbildung von Ärzten übernommen habe. Ich urteile nicht mehr so hart. Ein Fehler ist schnell passiert, und man kann einen jungen Arzt zugrunde richten, wenn man zu aggressiv darauf reagiert.

Es ist nun vierzig Jahre her, und die Zeit hat das Übrige getan – aber ich denke immer noch regelmäßig an die Patientin. Die damalige Nacht ist wie ein Spuk, der mich verfolgt. Es gibt viele Patienten, die ich nie vergessen werde, aber diese Frau ragt heraus. Es war meine Schuld, dass es falsch gelaufen ist, und dieses Wissen hat den Rest meines Lebens geprägt.«

STIMMBÄNDER

Krankenschwester Idie Pijnenburg (62)

»Er lebte schon seit ein paar Jahren auf der Station, wo ich arbeitete. Ein sechzigjähriger, in sich gekehrter Mann, der Spannungen nicht gut aushalten und sich auch nicht ausdrücken konnte. Der daraus entstehende Stress äußerte sich regelmäßig in aggressiven Ausbrüchen und sogar psychotischen Phasen. Seine Frau hatte Angst vor ihm und wollte nicht, dass er nach Hause zurückkam. Bei uns lief es ganz gut mit ihm. Er hatte sein eigenes Zimmer und arbeitete im Garten. Am Wochenende kam ihn seine Frau besuchen, gelegentlich ging er auch nach Hause. Er wusste selbst sehr gut, was sein größtes Problem war, und fasste es auf seine Weise in Worte: ›Ich kann nicht sprechen‹, sagte er, und schüttelte betrübt den Kopf.

Und dann bekam er Halsschmerzen. Es schien ein Tumor auf den Stimmbändern zu sitzen. Dass nun ausgerechnet dieser Mann, der von sich sagte, er könne nicht sprechen, eine solche Krankheit bekam – was für eine Symbolik! Er musste operiert werden, aber dabei würde er seine Stimme endgültig verlieren. Mit dem Tumor würden auch die Stimmbänder entfernt werden, eine Alternative gab es nicht. Wenn man ihn nicht behandelte, würde er langsam ersticken. Wir versuchten, die Situation mit ihm zu besprechen, aber er war verzweifelt und drehte vollkommen durch, er geriet in eine Psychose. Seine Frau, geistig leicht behindert, wusste nicht, was sie tun sollte, und bat uns, eine Entscheidung zu treffen. Unser Team setzte sich mit den Ärzten zusammen, und wir berieten gemeinsam, was die beste Behandlung für ihn sein könnte.

Die Operation fand in einer Klinik statt, die relativ weit entfernt lag, wo er niemanden kannte und wo seine Familie ihn nicht oft besuchen konnte. Wie verloren muss er sich gefühlt haben! Der Eingriff war erfolgreich, und der Patient kehrte zu uns zurück – ohne Stimme. Wir waren darauf vorbereitet, dass er dieses Trauma seelisch nicht verwinden würde. Aber zu unserem großen Erstaunen nahm er allmählich wieder an der Welt teil. Er fing an, sich mit Gebärden zu verständigen, schrieb sogar manchmal etwas auf, um zu verdeutlichen, was er meinte. Das hatte ich ihn vorher nie tun sehen. Er lernte sogar wieder sprechen, mithilfe eines Apparates, den er an seinen Kehlkopf halten musste. Es war nicht leicht, ihm den Umgang damit beizubringen, aber er wollte es so gern, dass er manchmal sogar über seine Worte stolperte. Im Laufe dieses Jahres wurde er ein anderer Mensch, fröhlich und neugierig.

Die alte Anspannung war zum großen Teil von ihm gewichen. Wir hatten eine Vermutung, warum. Nun, da er nicht zu sprechen brauchte, weil niemand es von ihm erwartete, hatte er nicht mehr das Gefühl, zu versagen. Zum ersten Mal in seinem Leben konnte er an einem Gespräch entspannt teilnehmen. Alles, was er erzählen wollte, wurde aufgegriffen, er bekam sogar Komplimente dafür.

So rettete diese Operation nicht nur sein Leben, sondern verschaffte ihm auch eine geistige Befreiung, die wir nicht vorhergesehen hatten. Seine unerwartete Genesung war eine Lektion für mich, die ich in den fünfunddreißig Jahren nicht vergessen habe. Eine Lektion, die mich sowohl beruflich als auch privat stark geprägt hat. Bleib unvoreingenommen, halte für möglich, dass die Dinge anders liegen. Man meint so oft, etwas genau zu wissen, aber die eigenen Überzeugungen, wie auch immer sie aussehen, müssen nicht stimmen. Als Krankenschwester auf der Psychiatrie dachte ich damals, ausreichend Erfahrung und Menschenkenntnis zu haben, um Patienten ergründen zu können. Oft habe ich, in bester Absicht, für sie gedacht. Aber nach diesem einen Patienten war ich nie mehr hundertprozentig sicher, dass der einmal eingeschlagene Weg auch der einzig richtige war.

Nachdem ich die Abteilung verlassen hatte, hielt ich immer Kontakt zu ihm. Ich habe ihn ab und zu besucht, und als er gestorben war, bin ich zu seinem Begräbnis gegangen. All die Jahre sah er sehr viel glücklicher aus als vor seiner Operation. Er ist nie mehr psychotisch geworden.«

VIERZEHNJÄHRIGES MÄDCHEN

Sexologe
Jelto Drenth (71)

»Sie war noch keine vierzehn, und sie wollte die Pille. Ich weiß noch, dass ich dachte: Oje, so jung, als sie mir gegenübersaß. Sie wirkte sehr entschlossen. Sie hatte schon im vergangenen Jahr angerufen, aber da hatte man ihr bei der Anmeldung gesagt, dass sie die Pille erst nehmen dürfe, wenn sie ihre Regel seit mindestens einem Jahr hätte. In der Zwischenzeit hatte sie mit ihrem Freund Kondome benutzt, aber die Pille schien ihr sehr viel bequemer zu sein. Sie hatte also schon seit ihrem zwölften Lebensjahr sexuelle Kontakte.

Ich arbeitete im Rutgershuis* in Groningen, wo wir den Jüngeren anonym die Pille gaben, am Elternhaus und Haus-

* Das Rutgershuis ist heute mit der Abtreibungsklinik Stimezo zusammengelegt und gehört zum CSGNN, Centrum Seksuele Gezondheid Noord Nederland - Zentrum für sexuelle Gesundheit. Fachleute bieten Aufklärung und Beratung (Prävention ungewollter Schwangerschaft, Verhütung usw.) in allen Fragen der Sexualität für Kinder, Jugendliche und Erwachsene.

arzt vorbei. Wir fanden das vertretbar, um Teenager-Schwangerschaften zu vermeiden, aber dieser Meinung waren nicht alle. Manche Hausärzte hatten große moralische Bedenken, es ging immerhin um Minderjährige. Und wenn die Eltern später dahinterkamen, gab es oft wütende Reaktionen. Wir hatten uns über das Gesetz und seine Grenzen gründlich informiert, aber wir waren trotzdem vorsichtig. Bei sehr jungen Mädchen klingelten die Alarmglocken. Handelte es sich um eine zwielichtige Situation? Manchmal vermuteten wir hinter dem Wunsch nach der Pille einen Bruder oder Vater, vielleicht ging es um sexuellen Missbrauch.

So begann ich also, einigermaßen auf der Hut, vorsichtig mit dem Mädchen zu sprechen. Sie hatte regelmäßig Geschlechtsverkehr, und ihr Freund war nur ein Jahr älter als sie. Das klang schon mal beruhigend. Was ihr Sexualleben anbetraf, hatte sie keine Beschwerden. Dann fragte ich nach ihren Eltern, die heikelste Frage in solchen Gesprächen: Wussten die Eltern von ihrer Beziehung? Waren sie damit einverstanden, dass sie die Pille nehmen wollte? Ihre Antwort haute mich um. Nein, ihre Eltern wussten nicht Bescheid, aber die wussten sowieso nichts von ihr. Sie waren beide alkoholkrank, und man hatte ihnen das Mädchen schon in jungen Jahren weggenommen, weil sie es verwahrlosen ließen. Das Kind war in Heimen aufgewachsen, auch bei zwei Pflegefamilien, wo es sich unwohl gefühlt hatte, und nun lebte es in einem betreuten Wohnprojekt. Jetzt sei alles im Lot. Sie fühle sich selbstständig, gehe wieder zur Schule.

Ich habe in meiner Laufbahn sehr viel mit jungen Mädchen zu tun gehabt, die massiven Problemen ausgesetzt waren. Sie waren Opfer von Inzest oder von Eltern, die sich als unfähig erwiesen hatten, ein Kind zu versorgen, oder sie waren Opfer von dominanten Freunden und Freundinnen, die ein Kind völlig zerstören konnten. Mädchen, die so viel Unterstützung brauchten, dass sie sich aus dem Kreislauf von Hilfsangeboten und sozialen Maßnahmen kaum lösen konnten. Aber dieses Mädchen, das genug durchgemacht hatte, um schwer beschädigt zu sein, wirkte so fest im Leben stehend, dass es mich betroffen machte. In einer Viertelstunde erzählte sie mir ihre Lebensgeschichte, ohne sie besonders zu dramatisieren. Es kann in einem Leben noch so hart zugehen – wie wir damit umgehen, ist nicht vorhersehbar.

Dank ihr habe ich nun viel mehr Sachverstand. Ich war damals nicht einmal dreißig Jahre alt und betrachtete Mädchen noch ein bisschen als reine, heilige Wesen. In die Pille-Sprechstunde kamen meistens Sechzehn- oder Siebzehnjährige. Oft brachten sie eine Freundin mit, und dann wurde viel gekichert, was mich etwas verlegen machte. Dagegen passte das, was mir dieses Mädchen erzählte, überhaupt nicht in mein Bild.

Ich habe ihr aus unserem Probevorrat die Pille für ein halbes Jahr mitgegeben, damit sie nicht so bald in eine Apotheke zu gehen brauchte. Nach unserem Gespräch habe ich sie nie wiedergesehen, aber sie ist mir immer in Erinnerung geblieben. Sie hat meinen Blick auf die Welt verändert und mein Bild von Mädchen realistischer werden lassen. Nach rund vierzig Jahren bin ich ihr immer noch dankbar dafür.«

ENKELKIND

Angehender Intensivarzt
Alex Gosselt (34)

»Er lag schon anderthalb Monate auf der Intensivstation, und das hatte seinen Tribut gefordert. Das Kunstherz, das ihm früher implantiert worden war, hatte sich infiziert, er war ein paarmal operiert worden, bekam starke Antibiotika – aber trotz all unserer Bemühungen ging es ihm zusehends schlechter. Die Nieren hatten versagt, die Muskulatur der Atemwege war nach der langen Zeit der künstlichen Beatmung geschwächt, und die letzte Aufnahme zeigte, dass die Abszesse in seinem Brustkorb gewachsen waren. Zu Beginn meines Spätdienstes besprachen wir, ein Team von Spezialisten, was wir noch für ihn tun könnten. Einen weiteren Eingriff würde er nicht überleben, da waren wir uns einig. Wir mussten uns eingestehen, dass wir ihm nichts mehr zu bieten hatten.

Wir besprachen das mit ihm und seiner Familie. Er war bei Bewusstsein, aber etwas verwirrt, deshalb waren wir nicht sicher, ob er die Botschaft aufgenommen hatte. Er wolle gern nach Hause, sagte er, und dafür wollten wir uns einsetzen. Als ich an dem Abend an seinem Zimmer vorbeiging, sprach mich eine Krankenschwester an. Sie erkundigte sich, ob wir mit dem Ultraschallgerät der Intensivstation eine Sonografie bei einer Schwangerschaft machen könnten. Ich reagierte ablehnend. Im Spätdienst ist oft sehr viel und Unvorhersehbares zu tun, ich hatte also eigentlich keine Zeit, außerdem war unser Apparat nicht dafür ausgelegt. ›Welche der Krankenschwestern ist denn schwanger?‹, fragte ich. Ihre Antwort überraschte mich. Es ging nicht um eine Kollegin, sondern um die Tochter des schwerkranken Mannes. Sie war in der siebzehnten Woche schwanger und wünschte sich, dass ihr Vater sein Enkelkind noch sehen könnte. Mein Widerstand schmolz, vielleicht sollten wir doch versuchen, es irgendwie hinzukriegen.

Mir fiel ein, dass auf der Inneren ein brauchbares Gerät stand. Ich rief dort an, wir durften es ausleihen. Es gab nur ein Problem: Ich hatte noch nie einen Ultraschall bei einer schwangeren Frau gemacht. Ich sagte zur Krankenschwester, sie solle die Erwartungen der Familie lieber ein bisschen dämpfen. Auf YouTube fand ich ein paar Lehrfilmchen.

Etwas nervös betrat ich dann das übervolle Zimmer. Die Stimmung war gedrückt. Ich sagte, ich wolle mein Bestes tun, aber es sei mein erstes Mal. Ich könne nicht garantieren, dass es mir gelingen würde, Bilder auf den Schirm zu bekommen. Das Bett des Mannes wurde an die Wand geschoben, ein zweites für die Frau dazugestellt, ich saß zwischen ihnen, mit leicht zitternden Händen. Wir hatten den Monitor so gedreht, dass der Mann ihn gut sehen konnte. Als ich den Schallkopf auf den Bauch der Tochter setzte, war der Fötus zu meinem Erstaunen sofort zu erkennen. Zuerst ein sich bewegendes Ärmchen, dann das Herz.

Die Stimmung im Raum veränderte sich schlagartig, die Familie war begeistert. Ich versuchte, ruhig zu bleiben, aber ich freute mich natürlich auch. Der Mann war zunächst still, aber dann reagierte er wunderbar. ›Neues Leben kommt‹, sagte er, ›wo altes Leben geht.‹ Offensichtlich verstand er doch, was ihn erwartete und dass er nicht mehr lang zu leben hatte. Ein paar Tage später kam er nach Hause, wo er starb.

Wie schön war es, dass wir diesen Mann und seine Familie nach dem traurigen Gespräch noch haben beglücken können. Mit einer Geste, die so wenig Mühe kostete. In den letzten Lebenstagen kann eine kleine Geste von großem Wert sein. Ich erkenne immer deutlicher, dass in unserem Fach, wo wir so oft auf der Scheidelinie zwischen Leben und Tod balancieren, genau das eine der schönsten Erfahrungen sein kann.«

ZEICHNUNG

Psychologe
Huub Buijssen (64)

»Er hatte Szenen gesehen, die er nicht vergessen konnte. In brennenden Autos eingeklemmte Menschen, die Panik und die Schreie Dutzender Schwerverletzter. Mit ihren Motorrädern waren er und ein anderer Polizist zu einem Unfall auf der A16, nahe Breda, gefahren. Im dichten Nebel waren dort unzählige Wagen ineinandergekracht.

Zwei Tage später bekam ich einen Anruf. Dem Motorradpolizisten ging es nicht gut. Ob ich als Polizeipsychologe ihm vielleicht helfen könnte? Als ich mit dem Mann sprach, war er noch sehr verstört. Bis dahin war er immer stabil gewesen, jetzt aber fürchtete er, dass er nie mehr der Alte werden, nie wieder seine Uniform tragen könnte. Warum taten nur er und sein Kollege sich so schwer, wo doch praktisch die gesamte Einheit bei dem Unfalldrama dabei gewesen war? Sie hatten doch alle sechzig dieselben Bilder gesehen?

Ich ließ ihn seine Geschichte erzählen. Es war mein erstes Krisengespräch, und ich hatte unterwegs überlegt, wie ich ihm die Verarbeitung eines Psychotraumas am besten erklären könnte. Es lief auf eine Skizze von fünf parallelen Linien hinaus. Die oberste sollte das höchste Glücksgefühl darstellen, die unterste den tiefsten seelischen Schmerz, die Mittellinie den normalen Gemütszustand. Ich begann, eine Zeitlinie in Form einer Ziehharmonika zu zeichnen. Nach einem traumatischen Erlebnis fällt man mit einem Schlag ganz nach unten, erklärte ich. Man zweifelt an allem, die Zukunft ist schwarz. Schon bald kommen kurze Momente der Ablenkung, in denen man ein wenig nach oben klettert. Bis man wieder an das Erlebte denkt und nach unten sinkt. Aber diesmal nicht ganz so tief. Dann steigt man wieder ein Stück hinauf, etwas höher als zuvor. Die Verarbeitung verläuft in einem Wellenmuster, das einen langsam, aber sicher wieder auf das normale Gemütsniveau bringt.

Einen Monat später fragte ich ihn nach seinem Befinden. Er sagte, es gehe ihm gut und er arbeite seit drei Wochen wieder. Ich wollte wissen, was ihm am meisten geholfen hatte. Ich dachte immer, das Erzählen der Geschichte, die Möglichkeit, die Tränen in Worte zu fassen, wäre der am stärksten unterstützende Teil des Krisengesprächs. Aber zu meiner Verblüffung sagte er, es sei meine Zeichnung gewesen, die ihn stabilisiert habe. Durch sie habe er verstanden, was mit ihm geschah, und das habe ihm Ruhe und eine Perspektive gegeben. Ich hatte das Ungewöhnliche normalisiert und ihn von einem Patienten zu einem Menschen gemacht, der eine ganz angemessene Reaktion auf ein schreckliches Ereignis zeigte.

Der furchtbare Verkehrsunfall ist nun gut siebenundzwanzig Jahre her, aber der Motorradpolizist von damals hat mich etwas Wichtiges gelehrt: Nach einem traumatischen Ereignis ist es dringend nötig, zu veranschaulichen, wie die Verarbeitung funktioniert. Als ich später begann, Ärzte und

Pflegepersonal auszubilden, die in Erstgesprächen mit traumatisierten Kollegen zu tun haben würden, habe ich immer wieder gehört, wie viel Halt so eine verständliche Erklärung bietet.

Für den Polizisten war es beruhigend, erzählte er mir, dass seine Reaktion nicht extrem oder außergewöhnlich war. Er war mit seinem Kollegen zu einem vermeintlich harmlosen Unfall geschickt worden. Auf das, was sich ihm dann bot, war er überhaupt nicht gefasst gewesen. Ich betonte, dass er seine Kollegen vor einem emotionalen Schock bewahrt habe. Denn durch seine genaue Schilderung, die er per Funkgerät an die Meldestelle durchgegeben hatte, konnten sich alle, die zum Ort des Geschehens aufbrachen, mental darauf vorbereiten. Diese Botschaft machte ihm Mut: Sein Schmerz hatte doch etwas Gutes bewirkt. Seitdem habe ich immer versucht, in solchen ersten Krisengesprächen das Verhalten der Betroffenen bei traumatischen Erlebnissen auch positiv zu beschreiben. Dieser Polizist hat mir gezeigt, wie wichtig das sein kann. Denn das Sinnlose kriegt plötzlich einen Sinn.«

EIN FRÖHLICHES KIND

Vertrauensärztin Nens Coebergh (63)

»Sechs Jahre war sie alt, und sie musste sehr oft zum Arzt. Die Schule des Mädchens hatte Kontakt mit uns aufgenommen. Laut ihrer Mutter war sie krank. Die Geschichten wurden immer dramatischer. Es begann mit Magen-Darm-Beschwerden, dann kamen Anfälle von Kurzatmigkeit und Besinnungslosigkeit hinzu. Die Mutter hatte Medikamente in die Schule mitgebracht, die dem Mädchen von den Lehrkräften gegeben werden sollten, wenn es einen Anfall hatte. Das Merkwürdige war allerdings, dass das Mädchen in der Schule nie irgendwelche Beschwerden hatte. Die Kleine war fröhlich, spielte mit anderen. ›Wir sehen hier kein krankes Kind‹, sagte der Schuldirektor zu uns.

Der Hausarzt war ganz bei der Mutter und unterstützte sie in jeder Hinsicht. Das Mädchen wurde in eine Uniklinik gebracht und dort ausführlich untersucht. Ich versuchte, den Ärzten auch die andere Seite der Geschichte mitzuteilen, nämlich dass dem Mädchen während der Schulzeit nichts anzumerken war. Ich bat sie, ihre Beurteilung auf Fakten zu gründen. Wenn man Eltern fragt, wie es ihrem Kind geht, vertraut man darauf, dass sie die Wahrheit sagen. Die Sache lag in diesem Fall aber möglicherweise anders. Doch ich stieß auf taube Ohren. Ich weiß noch, wie einsam ich mich fühlte. Was könnte ich tun, um deutlich zu machen, dass vielleicht mehr dahintersteckte? Die Kleine wurde von einem Spezialisten zum nächsten geschickt, sie musste Untersuchungen durchstehen, die für ein Kind sehr belastend sind. Die Ärzte konnten nichts finden. Mit der Mutter hatte ich keinen Kontakt. Es ist schon lange her, und damals war unsere Arbeitsweise noch anders. Wir bezogen die Eltern nicht mit ein, besprachen uns nur mit den Fachleuten.

Kurz vor den Sommerferien rief mich die Schule an. Das Mädchen sollte am Herzen operiert werden. Ich erschrak, erfuhr aber zu meiner Erleichterung, dass die Ärzte das Kind zunächst zur Beobachtung im Krankenhaus aufnehmen und sehen wollten, was los war. Nach den Ferien erfuhr ich, dass die Mutter die Krankenhausaufnahme abgesagt hatte. Angeblich ging es dem Mädchen plötzlich besser, es musste auch weniger oft zum Arzt. In der Schule hatte die Mutter geäußert, ihre Tochter würde bestimmt aus all dem herauswachsen. Das beruhigte mich ein bisschen, aber so richtig wurde ich die Sorge nicht los.

Und dann rief die Schule noch einmal an – mit der entsetzlichen Nachricht, dass das Mädchen gestorben war. Eines Mittags hatte die Kleine in Panik ihren Großvater angerufen, weil die Mutter so rasend war. Der Großvater hatte sich sofort auf den Weg gemacht, aber er kam zu spät. Das Kind lag unten an der Treppe. Dann erst erfuhr ich, dass kurz zuvor alle Hunde der Mutter im Zwinger verendet waren. Die ganze Nachbarschaft hatte mitgelitten. Wer tat denn so etwas? Hätte ich eher davon erfahren, wäre mein Argwohn geweckt gewesen. Es ist bekannt, dass zwischen Tier- und Kindesmisshandlung ein Zusammenhang besteht. Vor Gericht wurde deutlich, dass die Mutter am Münchhausen-by-Proxy-Syndrom (Münchhausen-Stellvertretersyndrom) litt. Sie hatte ihr Kind absichtlich krank gemacht, um Aufmerksamkeit zu bekommen. Sie selbst hatte ihre Tochter getötet und die Hunde vergiftet.

Dieses Mädchen werde ich nie vergessen. Was damals geschehen ist, hat mich als Vertrauensärztin geprägt. Hätte ich mehr tun müssen? Hätte ich das Leben des Kindes retten können? Hätte unsere heutige Arbeitsweise die Tragödie verhindert? Ich weiß es nicht. Ich habe meine Skepsis immer wieder kundgetan, aber ich stand mit meinem Argwohn letztlich allein da. Bleib wachsam, sei genau, überprüfe, was gesagt wird, alles, was von Bedeutung sein könnte. Das ist die traurige Lektion, die ich gelernt habe. Die Mutter hat alle auf die falsche Fährte gelockt. Sie hat ihrer Tochter das Leben genommen, und auch den Tieren. Das bestürzt mich noch immer.«

ZUKUNFT

Plastischer Chirurg
Paul van Zuijlen (48)

»Eine Stunde vor Mitternacht brach in einem Nachtclub in Bukarest ein verheerender Brand aus. Es war ein Freitagabend im Oktober, eine Rockband trat auf, die auf der Bühne ein Feuerwerk zündete. Die Decke fing Flammen, Rauch erfüllte den Raum, Hunderte Besucher versuchten in Panik, zu fliehen, und fielen auf dem Weg zu dem schmalen Ausgang übereinander. Die Krankenhäuser konnten die Mengen Schwerverwundeter nicht versorgen und baten um Hilfe aus dem Ausland. Eine Woche nach dem Brand trug das niederländische Außenministerium den drei Zentren für Brandverletzungen auf, eine gewisse Anzahl von Verwundeten zu übernehmen. So landete sie bei uns in Beverwijk – eine schöne junge Frau aus dem rumänischen Jetset.

Sie stand noch unter Schock, als sie eingeliefert wurde. Sie war entsetzlich zugerichtet. Brandwunden dritten Grades bedeckten den gesamten Körper, auch ihr Gesicht war schwer beschädigt. Als Erstes mussten wir uns den Bakterien widmen, die sie mitbrachte. Sie waren aggressiver als alles, was wir kannten. Sie kam sofort in Quarantäne. Antibiotika brachten nichts, Kunsthaut konnten wir nicht verwenden, die Bakterien hätten sich auch dort eingenistet. Es blieb uns nichts anderes übrig, als alle Brandwunden immer wieder zu säubern und dann Stück für Stück echte Haut zu transplantieren. So gelang es uns schließlich, die schädlichen Bakterien zu bekämpfen.

Wir hielten sie zunächst in einem künstlichen Koma. Erst nach einigen Wochen, als es langsam bergauf ging und wir sie zu Bewusstsein kommen ließen, lernte ich sie kennen. Ich sah ihren wachen, starken Blick. Immer wieder stellte sie mir dieselbe Frage: Wie werde ich aussehen? Ihre bandagierten Hände hatte sie natürlich sofort gesehen. Ich hatte alle Finger amputieren müssen. Aber was war mit ihrem Gesicht, wollte sie wissen. Sie hatte es eilig, sie wollte einen Spiegel. Ich erklärte ihr, sie müsse Geduld haben. Es würde dauern, bis die Narben verheilt seien. Ich erinnere mich an die Gespräche an ihrem Bett. ›Ich möchte gesund werden‹, sagte sie, ›ich will wieder schön werden.‹

Ihre Reaktion machte mir Angst. Wie sollte eine attraktive Frau, gewöhnt an ein mondänes Leben, sich in einem Leben mit Beschädigungen zurechtfinden? Ich erwartete, dass ihr Schicksal sie niederschmettern würde. Aber es geschah etwas ganz anderes. Sie zeigte einen unglaublich starken Willen. Sie betrachtete sich im Spiegel und wagte es, sich zu zeigen. Sie nahm ihr altes Leben wieder auf und begann, Fotos von sich auf Instagram zu posten, in schöner Kleidung, mit bloßen Armen und nacktem Bauch. Ich war beeindruckt davon, wie sie ihre Situation akzeptierte.

Es sind diese Dinge, die meinen Beruf so wertvoll machen: mitzuerleben, welche Kraft Menschen nach einem schrecklichen Unglück aufbringen können und wie bestimmend diese Kraft für den Rest ihres Lebens ist. Wer sich – im wörtlichen und im übertragenen Sinn – bewegt, hat einen wesentlichen Vorsprung. Brandwunden verheilen besser und schöner, wenn die Patienten in Bewegung kommen. Aber darüber hinaus gilt: Wer den Mut hat, sich der Verletzung zu stellen, wird sehr viel schneller wieder gesund. Das hat mir diese junge Frau gezeigt.

Ich habe ihre Geschichte immer im Hinterkopf. Ich achte inzwischen mehr darauf, wie die Patienten im Leben stehen, wie es um ihre mentale Widerstandskraft bestellt ist. Die plastische Chirurgie umfasst mehr als die bloße Operation, der psychologische Aspekt ist manchmal ebenso wichtig. Ich rege die Patienten stärker als früher dazu an, den Blick auf die Zukunft zu richten.

Gut zwei Jahre nach dem Brand sehe ich auf den Fotos eine starke Frau mit strahlendem Blick. Wen interessieren die Narben, die verstümmelten Hände? Es sind ihre Augen, die alle Aufmerksamkeit auf sich ziehen.«

WEIHNACHTEN

Notarzt
Soufian el Bouazati (37)

»Es war Weihnachten, mein Dienst hatte gerade begonnen, als mich die Krankenschwester vorwarnte, ein Baby sei hereingebracht worden, dem es nicht gut ging. Die Mutter war drei Tage zuvor beim ambulanten Notfallzentrum gewesen, weil ihr Kind ängstlich wirkte und nicht trinken wollte. Nun saß sie bei uns auf der Notfallstation. Als ich hinkam, war der Kinderarzt schon zugange.

Eine halbe Stunde später erwies sich die Sorge der Krankenschwester als berechtigt: Wir sahen auf dem Monitor, wie der Herzschlag des Kindes immer langsamer wurde. Ich begann sofort mit der Herzdruckmassage. Ich umfasste den Brustkorb und drückte mit den Daumen auf das Brustbein. Die Aufnahme, die wir hatten machen lassen, zeigte ein vergrößertes Herz. Das Kind hatte akutes Herzversagen. Mit Medikamenten versuchten wir, das Herz wieder in Gang zu bringen.

Der Kinderarzt hatte sich bereits mit dem nahe gelegenen Universitätskrankenhaus beraten und hielt telefonisch

Kontakt zu dem Kinderintensivarzt, der im Krankenwagen mit Blaulicht zu uns unterwegs war. Meine Hände fingen an, sich zu verkrampfen, aber darauf konnte ich keine Rücksicht nehmen. Das gesamte Team stand dabei, alle spürten die Anspannung rund um das Bett.

Nach einer halben Stunde traf der Intensivarzt ein. Wir probierten andere Medikamente, um das kleine Herz wieder in Gang zu bringen. Meine Hände waren nun völlig verkrampft, und ich spürte, wie der Brustkasten des Kindes immer härter wurde. Und die ganze Zeit war sein Gesicht ganz nah. Als ich nicht mehr weiterkonnte, übernahm ein Kollege die Reanimation. Der Kinderarzt sprach währenddessen mit der Mutter.

Etwas später sah uns der Intensivarzt an und fasste zusammen, welche Maßnahmen wir bis hierher unternommen hatten. Er kam zu dem Schluss, dass man nichts mehr tun konnte. Ob wir damit einverstanden seien, die Reanimationsbemühungen einzustellen. Wir hatten alles versucht, aber vergebens. Das Baby war unter unseren Händen gestorben.

In dem Moment reagierte die Mutter, die während der ganzen Zeit hinten im Raum gesessen und alles mit angesehen hatte. Sie stürzte nach vorn, ergriff ihr Kind und drückte es an sich. Da klappte ich zusammen. Ich hatte selbst ein Kind in dem Alter, und die beiden sahen sich ähnlich. Es hätte mein Kind sein können, das realisierte ich plötzlich. Ich schloss mich in der Teeküche ein und ließ meinen Gefühlen freien Lauf. Gefühlen, für die ich keinen richtigen Ort fand, denn als Arzt darf man ja nicht weinen.

Jeder war niedergeschlagen. Aber viel Zeit hatten wir nicht, andere Patienten brauchten unsere Hilfe. Gegen Ende meiner Spätschicht mussten wir erneut jemanden reanimieren. Diesmal war es eine alte Frau, zweiundachtzig Jahre alt. Sie litt unter Atemnot, und auf dem Monitor sahen wir, wie ihr Herz plötzlich stillstand. Auch sie konnten wir nicht retten. Aber ich hatte keine Gefühle mehr. Der Widerstreit zwischen meinen Emotionen an dem Abend war zu groß.

In der Nacht habe ich kaum geschlafen. Immer wieder fragte ich mich, ob wir mehr hätten tun können, ob wir es anders hätten angehen müssen. Früh am Morgen schreckte ich hoch mit dem Gesicht des Kindes vor Augen, und in meinem Kopf lief das ganze Geschehen von Neuem ab.

Unser Beruf ist emotional sehr belastend, wir erleben viele dramatische Situationen. Das können wir nicht alles mit uns herumtragen. Um weiterhin klar und vernünftig nachdenken zu können, verschließen wir uns. Das kann sehr lange gut gehen, so lange, bis ein Geschehen einem doch zu nahe kommt. Das ist der Moment, in dem man zusammenklappt – das habe ich an dem Abend erfahren.

Im folgenden Jahr hatte ich an Weihnachten wieder Dienst. Ein Siebzigjähriger wurde eingeliefert, den wir erfolgreich reanimieren konnten. Aber meine Gedanken wanderten immer wieder zurück zu dem kleinen Kind. Seitdem ist kein Weihnachten mehr dasselbe wie früher.«

VERLETZLICH

Arzt für Obdachlose
Marcel Slockers (61)

»Er wurde eines Morgens hier hereingebracht, verwahrlost, schrecklich verwirrt und grün und blau nach einem Sturz. Nächtelang hatte er draußen auf einer Bank gesessen, ohne einen Begriff davon zu haben, wie die Zeit verging. Seine Hose war nass, offenbar war er inkontinent. Früher einmal hatte er Arbeit gehabt, eine Wohnung und eine Frau, aber irgendwann war etwas schiefgelaufen. Vierzig Jahre zuvor war er als Gastarbeiter nach Rotterdam gekommen, hatte in einer Fabrik gearbeitet, Steuern gezahlt, und dann, lange nach seiner Pensionierung, hatte er seine Wohnung verloren. Wir konnten nicht herausfinden, warum, er sprach nur noch in seiner Muttersprache. Eine Zeit lang hatte er bei der Witwe eines früheren Arbeitskollegen wohnen können, aber als die Frau dement wurde und in ein Pflegeheim kam, musste er fort. Und so landete er hochbetagt auf der Straße.

Wir gaben ihm einen Platz in der Pflegeabteilung unseres Obdachlosenheims. Er war zuckerkrank und litt nach jahrelanger schlechter Ernährung unter starkem Vitaminmangel. Bei uns wurde er ruhiger, er aß und trank wieder. Ich bekomme hier sehr viel Elend zu sehen, behandele suchtkranke, verwirrte und psychotische Menschen, aber das Schicksal dieses Mannes ging mir besonders nahe. Er stand stellvertretend für eine neue Gruppe Obdachloser, die in den letzten Jahren leider immer größer wurde: Menschen, die in hohem Alter plötzlich mit dem harten Leben auf der Straße konfrontiert werden. Obdachlose sind ohnehin schon verletzlich, aber wenn sie auch noch alt sind und so herumirren wie dieser Mann, dann ist ihre Verletzlichkeit noch viel bitterer.

Weil der Mann bei der Witwe zwar auf dem Sofa schlafen konnte, aber nicht bei ihr gemeldet war, war er nicht versichert. Das war die Folge einer drei Jahre zuvor von der Politik eingeführten Regelung: Wer keinen festen Wohnsitz nachweisen konnte, konnte auch keine Krankenversicherung abschließen. Den Krankenversicherungen sollte es so erleichtert werden, die Beiträge zu kassieren bzw. einzutreiben. Das stellte die Einrichtungen für Obdachlose vor große Probleme. Kein Krankenhaus nimmt jemanden auf, kein Psychiater behandelt jemanden, und keine Apotheke rückt Medikamente heraus, wenn niemand die Kosten übernimmt. Wir haben jahrelang sehr viel Lobbyarbeit betrieben, um zu erreichen, dass auch die Notfallbehandlung von nicht versicherten Menschen vergütet wird.

Dieser alte, obdachlose Mann kam an dem Tag herein, als die neue Regelung in Kraft trat, sodass er nach vielen Jahren der Erste war, für den ich ohne Probleme eine medizinische Versorgung organisieren konnte. Das war sehr befriedigend. Unsere permanente Klage über den Versorgungsmangel hatte sich ausgezahlt, und dieser Mann war das lebendige Beispiel dafür. Wir brachten ihn ins Krankenhaus, wo er von einem

Geriater untersucht wurde. Er stellte Demenz bei ihm fest. Ein Hirnscan ergab außerdem, dass er einen Schlaganfall gehabt haben musste. Er war noch weitaus verletzlicher, als ich vermutet hatte, dem Leben auf der Straße wahrlich nicht gewachsen. In einer Winternacht wäre er einfach erfroren.

Mittlerweile kenne ich die Lebensgeschichten vieler Obdachloser, aber das, was diesem Mann widerfahren ist, hat mich besonders nachdenklich gemacht. Man führt jahrelang ein normales Leben, und plötzlich verliert man sein Zuhause. Es ist unvorstellbar, aber es kann jeden von uns treffen. Denk daran, sage ich mir selbst, das Leben ist zerbrechlich, und es gibt so viele Umstände, die dich aus der Bahn werfen können.

Aber wie schön, dass es auch andere Geschichten von Obdachlosen gibt. Geschichten, die besser ausgehen. Für diesen alten Mann haben wir einen Platz in der geschlossenen Abteilung eines Pflegeheims gefunden. Ich hoffe, dass er es in seiner letzten Lebensphase gut hat.«

PLASTIKTÜTE

Gynäkologe
Dick Bisschop (69)

»Früh morgens rief mich die Krankenschwester von der Notaufnahme an. Es ging um ein fünfzehnjähriges Mädchen, das in der Nacht starkes Bauchweh und Schmerzen beim Wasserlassen bekommen hatte. Der Hausarzt vermutete eine Blasenentzündung. Da es nicht besser wurde, hatte ihr Stiefvater sie schließlich in die Klinik gebracht. Die Krankenschwester, erfahren und klug, war skeptisch. ›Dick‹, sagte sie zu mir, ›ich glaube nicht, dass es sich um eine Blasenentzündung handelt.‹

Ich machte einen Ultraschall von ihrem Bauch und sah gleich, was los war. Das Mädchen hatte eine stark vergrößerte Gebärmutter, sie musste vor Kurzem niedergekommen sein. ›Wo ist das Kind?‹, fragte ich. Sie schien mich nicht zu verstehen. Ich weiß noch, dass ich ziemlich scharf reagierte. ›Gehen Sie nach Hause, und suchen Sie das Kind‹, sagte ich zu dem Stiefvater.

In dem Moment kam die Mutter des Mädchens herein, in der Hand eine Plastiktüte. Draußen unter der Fensterbank hatte sie ein totes Baby gefunden, noch mit Nabelschnur. Die Tochter hatte in der Nacht ganz allein ein Kind geboren und war vermutlich in Panik geraten. Ob sie gewusst hatte, dass sie schwanger war, konnte ich nicht herausbekommen. Sie reagierte kaum. Die Obduktion ergab, dass das Kind lebend auf die Welt gekommen war. Die eisigen Temperaturen der Winternacht hatte es nicht überlebt. Auf der Station waren alle wie vom Donner gerührt. Eine natürliche Todesursache konnte ich nicht erkennen. Die Staatsanwaltschaft wurde benachrichtigt, eine Ermittlung eingeleitet.

Wir haben das Mädchen für ein paar Tage bei uns aufgenommen, die Krankenschwestern versuchten, mit ihr ins Gespräch zu kommen. Ich wollte herausfinden, wie traumatisch diese Nacht für sie gewesen war. Wir kamen nicht dahinter. Einmal war sie noch bei mir in der Sprechstunde. Da hörte ich, wie die Mutter ihrer Tochter Vorwürfe machte. Die Familie kam aus Südamerika und war sehr kinderreich. Ein Kind mehr wäre kein Problem gewesen. Warum hatte sie das Baby sterben lassen?

Von den Krankenschwestern erfuhr ich später, dass das Mädchen danach noch eine Zeit lang regelmäßig in der Klinik gesehen wurde. Während der Besuchszeiten lief sie auf der Neugeborenenstation hin und her. Wir wussten nicht recht, wie wir damit umgehen sollten. Sie muss furchtbar verstört gewesen sein.

Dieses Drama hat meine Einstellung zum Thema Schwangerschaftsabbruch verändert. Es war Ende der Achtzigerjahre, das Abtreibungsgesetz war gerade in Kraft getreten, aber ich war strikt gegen den Abbruch einer Schwangerschaft. Ich bin in einer katholischen Familie mit elf Kindern in Brabant aufgewachsen, wo das ungeborene Leben hochgeachtet wurde. Aber die Geschichte dieses Mädchens hat mir eine

Welt gezeigt, mit der ich während meiner Ausbildung nicht in Berührung gekommen war, eine Welt, in der die Probleme so groß sein können, dass ein Schwangerschaftsabbruch die bessere Wahl sein kann. Später habe ich zeitweise in Afrika und in der Karibik gearbeitet; dort habe ich sehr viele junge Mädchen gesehen, die durch eine Schwangerschaft in ernste Schwierigkeiten geraten waren. Ich konnte meine Augen nicht länger vor dem Problem verschließen. Seitdem beschäftige ich mich intensiv mit dem Thema Verhütung für junge Menschen.

Erst viel später habe ich mir die Frage gestellt, ob ich mich um dieses Mädchen ausreichend gekümmert habe. Habe ich versagt – weniger in medizinischer als in menschlicher Hinsicht? Ich hatte Kinder im gleichen Alter, vielleicht habe ich mich aus diesem Grund zu sehr wie ein strenger Vater aufgeführt. Ich habe sogar die Direktion ihrer Schule angerufen und gebeten, sie im Auge zu behalten. Hätte ich nachforschen sollen, wie es mit ihr weiterging? Die Familie ließ schon bald niemanden mehr an sich heran, es war kaum noch ein Kontakt möglich. Wenn ich jetzt zurückblicke, bedrückt es mich doch.«

WUNSCHLISTE

Angehende Internistin Annelies van Vuren (27)

»Eigentlich gehörte sie nicht in unsere Abteilung – eine Siebzehnjährige zwischen lauter Erwachsenen. Aber auf der Kinderabteilung hatten sie nicht genügend Erfahrung mit ihrer Krankheit. Wann bekommt ein Teenager schon ein Melanom? Der Hautkrebs hatte gestreut und wurde seit Kurzem mit einer Immuntherapie behandelt. Sie hatte starke Schmerzen, zu Hause konnte sie nicht mehr bleiben. Und so landete sie bei uns, in einem Einzelzimmer, das sich in null Komma nichts in einen Saustall verwandelte.

Es gab Schwierigkeiten mit dem Verabreichen der Medikamente, deshalb sollte sie durch eine Leitung, die in eine Vene gleich über dem Herzen mündet, eine Infusion bekommen. Um zu sehen, ob das Leitungsende an der richtigen Stelle liegt, machen wir dann immer eine Röntgenaufnahme der Lungen. Ich sehe das Bild noch vor mir. Ich war zu Tode erschrocken. Auf dem Röntgenbild müssen die Lungen schwarz aussehen, bei ihr war alles weiß. Alles voller

Krebs. Wir hatten wirklich gehofft, dass die Immuntherapie anschlagen würde, aber dieses Bild, diese Explosion des Tumors, machte alle Hoffnungen endgültig zunichte.

Es war Freitagnachmittag, mir fiel die Aufgabe zu, es ihr mitzuteilen. Ich setzte mich auf einen Hocker neben ihr Bett, auf dem sie im Schneidersitz saß, mit ihrem Telefon in der Hand. Die Nachricht war hart, ich musste ihr jede Hoffnung nehmen. Die Metastasen saßen nicht nur in ihren Lungen, sondern auch im Bauchraum und vielleicht auch in ihrem Kopf.

Ich konnte nicht sagen, wie viel Zeit ihr blieb, aber lang würde es nicht sein. Was wünschte sie sich noch, und was konnten wir dazu beitragen? Diese Fragen trieben die Abteilung in den folgenden Tagen um. Sie wollte ihren Freund heiraten. Mit ihrer Familie zusammen organisierten wir eine fast standesgemäße Hochzeit im Ruheraum des Krankenhauses. Mit Brautkleid, Hochzeitstorte und Ansprachen. Trotz der schrecklichen Nachricht, die ich ihr überbracht hatte, wollte sie auch mich dabeihaben. Strahlend saß sie – ein Traum in weißem Tüll – in einem Rollstuhl. Dann kam der zweite Wunsch ihrer Wunschliste: Sie nahm einen Videoblog mit einem bekannten YouTuber auf.

Der Ernst der Lage erforderte aber auch andere Gespräche: Es ging um die Linderung der starken Schmerzen und um ihre Befürchtung, von der kräftigenden Medizin, die sie bekam, dick zu werden. Sie wollte über Sterbehilfe sprechen, aber das Thema wurde von anderen wilden Plänen in den Hintergrund gedrängt. Ich sah, dass es ihr allmählich schlechter ging. Während der Brautstrauß im Schrank zum Trocknen hing, drehten sich die Gespräche mehr und mehr um das Ende. Sie wollte nach Hause. Wieder setzte die Abteilung Himmel und Hölle in Bewegung, um das zu ermöglichen. Ein paar Tage später starb sie.

Ich bin von der Geschichte dieses Mädchens noch immer berührt. Sie brachte einen Schwung jugendlicher Lebendigkeit in unsere Abteilung. In den letzten Tagen entfachte sie einen wahren Wirbelsturm. Dieses Mädchen gab unserer Station in nur einer Woche einen Crashkurs in Leben.

Ich hoffe, dass wir sie und ihre Familie mit schönen Erinnerungen haben gehen lassen können. Ich habe ihre Geschichte auf einer Tagung vor Hunderten Spezialisten vorgetragen. Sie brauchte Aufmerksamkeit – die sollte sie haben. Es kamen viele Reaktionen von den Kollegen. Die Geschichte des Mädchens spornt dazu an, jeden Tag wieder neu unser Bestes zu geben, um den Patienten zu helfen – auch wenn wir uns manchmal noch ohnmächtig fühlen. Wir hätten sie so gern geheilt, aber das stand nicht in unserer Macht. Hoffentlich kommt eine Zeit, wo man einer Siebzehnjährigen nicht mehr mitteilen muss, dass ihr Leben zu Ende geht.«

BLINDER FLECK

Krankenpfleger in der Psychiatrie
Floris Bijlsma (44)

»Ich arbeitete in einer geschlossenen Abteilung, wo wir Patienten mit ernsten psychischen Problemen behandelten. Mit der Frau, die bei uns aufgenommen worden war, konnten wir kaum Kontakt bekommen. Sie war stark psychotisch, wir sahen, dass es ihr nicht gut ging, aber wir konnten nichts für sie tun. Eines Abends nahm sie sich in ihrem Zimmer das Leben. Eine Kollegin hat sie gefunden.

Die Kollegin war sehr erschrocken und verstört, aber sie machte ihren Dienst zu Ende. Auch in den folgenden Tagen arbeitete sie einfach weiter. Als Teamleiter war es meine Aufgabe, Kollegen zu unterstützen. Ich wollte ihr helfen, aber sie lehnte zunächst jede besondere Zuwendung ab. ›Mach es nicht größer, als es ist‹, sagte sie zu mir, ›so etwas gehört nun mal zu unserer Arbeit dazu.‹ Erst als sie auch zu Hause die Folgen spürte, nicht mehr schlafen konnte und sich nicht mehr allein auf den Dachboden traute, bat sie doch um professionelle Hilfe. Durch allerlei unglückliche Umstände kam die Sache nicht so richtig in Gang. ›Lass es gut sein‹, sagte sie, ›ich komme schon allein zurecht.‹

Die ganze Zeit über fühlte ich mich völlig hilflos. Wir sind immer damit beschäftigt, Selbsttötungen vorzubeugen – aber was sagt und tut man, wenn es doch geschehen ist? Ich machte mich auf die Suche nach Informationen, aber zu meinem Erstaunen fand ich so gut wie nichts. Sicher, es gibt Berichte über die Behandlung von Lokführern – aber die haben einen ganz anderen Beruf. Dabei kommen Selbsttötungen oder die Versuche dazu in einer psychiatrischen Einrichtung besonders häufig vor.

Daraufhin beschloss ich, die Sache selbst in die Hand zu nehmen. Ich schrieb die Geschichten von Kollegen auf, die Ähnliches erlebt hatten. Ich begann mit Krankenschwestern und -pflegern, aber bald schon kamen auch Psychologen und Psychiater hinzu, sogar ein Krankenhausmanager. Alle erzählten sie, wie heftig die Auswirkungen der Suizide auf ihr Leben waren. Einige Kollegen waren daran zerbrochen, manche hatten ihre Arbeit aufgegeben. Psychiater gestanden ein, seit dem Ereignis viel defensiver zu arbeiten; aus Angst, es könnte erneut geschehen, versuchten sie die Kontrolle über ihre Patienten zu behalten.

Meine Kollegin hat zwei Jahre später aufgehört, zu arbeiten. Es spielten zwar auch andere Faktoren eine Rolle, aber der Suizid unserer Patientin hatte doch einen unauslöschlichen Eindruck bei ihr hinterlassen. Sie wollte so etwas nicht noch einmal erleben. Das habe ich auch von anderen gehört: Wenn sich jemand, der deiner Obhut anvertraut ist, das Leben nimmt, verändert das wahnsinnig viel. Du betrachtest die Arbeit und auch dein eigenes Leben danach mit anderen Augen.

Ich hatte mir eine Sammlung von Geschichten für einen engen Kollegenkreis vorgestellt. Aber es ist dann doch ein

Buch daraus geworden, mit vielen Ratschlägen zur Unterstützung betroffener Kollegen. Es kann allen Mitarbeitern in der Psychiatrie helfen. So hat der traurige Entschluss dieser einen Patientin sehr viel größere Auswirkungen gehabt, als ich damals vermuten konnte. Die vielen Reaktionen auf das Buch haben mir gezeigt, wie stark das Thema von Scham und Einsamkeit geprägt ist. Die Kollegen waren offenbar erleichtert, zu sehen, dass sie mit ihrem inneren Ringen nicht allein dastanden.

Du bist dem nicht wehrlos ausgeliefert, das ist die Schlussfolgerung, die ich aus all den Gesprächen gezogen habe. Es ist wichtig, dich selbst zu kennen. Im Pflegebereich arbeiten viele Lebensretter, und die sind oft, ohne es selbst zu wissen, besonders empfindlich, wenn etwas nicht gelingt oder katastrophal schiefläuft. Es ist der blinde Fleck in unserem Beruf: Wir wissen viel über Traumata, Ängste und Depressionen, aber dass wir auch selbst davon betroffen sein könnten, das haben wir oft nicht im Blick.«

LEBEN VON DER LIEBE

Kinderärztin
Anne Marie Alders (52)

»Puck war vielleicht sechs Jahre alt, als sie eines Tages im Sommer bei uns hinten im Garten herumrannte und plötzlich kurz das Bewusstsein verlor. Das war schon einmal geschehen, als sie den Freischwimmer machte. Ich tippte auf Herzrhythmusstörungen, aber die Untersuchung im regionalen Krankenhaus ergab keine Diagnose. Es wurde vermutet, dass sie hyperventilierte; sie bekam Atemübungen verschrieben, es schien ihr gut zu gehen.

Zwei Jahre später rief mich meine Mutter auf der Arbeit an, sie war sehr beunruhigt. ›Irgendetwas Schlimmes ist passiert‹, sagte sie, ›beim Schwimmbad stehen lauter Krankenwagen.‹ Es war ein Montagnachmittag im August. Die Angst packte mich, mein Herz klopfte. Ich fuhr nach Hause. Meine Vorahnung erwies sich als berechtigt. Es war der erste Schultag nach den Sommerferien, es war sehr warm, und Puck war mit ihren Freundinnen ins Schwimmbad gegangen. Im Wasser hatte sie einen Herzstillstand erlitten. Der Krankenwagen stand auf der falschen Seite des Schwimmbeckens und musste herumfahren. Zu der Zeit hingen noch nirgendwo tragbare Defibrillatoren. Es dauerte lang, bis ihr Herz wieder zu schlagen anfing. Zu lang.

Zwei Tage später machte ein MRT-Scan deutlich, dass ihr Gehirn ernsten Schaden genommen hatte. Es bestand keine Hoffnung auf Genesung. Puck hatte offenbar doch eine angeborene Herzrhythmusstörung. Die Anspannung und der Schreck durch das kalte Wasser waren ihr zum Verhängnis geworden. Wochenlang lag sie auf der Intensivstation, bis die Ärzte zusammen mit den Eltern zum Entschluss kamen, dass eine weitere medizinische Behandlung sinnlos war. Die künstliche Beatmung wurde eingestellt. Und dann sahen ihre Eltern, wie etwas Unglaubliches geschah: Puck atmete weiter. Und schluckte weiter. Das waren genau die Körperfunktionen, die sie brauchte, um am Leben zu bleiben. Ihren achten Geburtstag erlebte sie auf der Intensivstation, ohne von ihrer Lage eine Ahnung zu haben.

Puck ist mein Nachbarskind, ich bin mit ihren Eltern befreundet. Der sommerliche Montagnachmittag liegt nun etwa fünfzehn Jahre zurück. Seitdem kümmern sie sich um Puck. Sie haben extra für ihre Tochter einen Anbau ans Haus machen lassen. Natürlich nehmen sie auch Hilfe von einem Pflegeteam in Anspruch, aber das meiste machen sie selbst. Ich bin jetzt Pucks Ärztin und stehe gemeinsam mit dem Hausarzt bereit, wenn medizinische Probleme auftauchen.

Ich sehe, wie liebevoll die Eltern mit ihrem einzigen gemeinsamen Kind umgehen, ich sehe, wie gut sie das machen, aber ich sehe auch, wie ungeheuer schwer es ist. Ich habe großen Respekt davor. Puck macht alles mit, sie ist überall dabei. Jeden Tag kommt sie nach draußen, sie fährt mit in die Ferien, und ihr Geburtstag wird ausgiebig gefeiert. Ihre

Eltern haben die Kraft gefunden, das Leben wieder anzupacken, und dem Leben ihres Kindes, das so hoffnungslos aussah, doch Sinn und Bedeutung zu geben.

Puck hat mich verändert – als Ärztin und als Mensch. Ich sehe viel deutlicher, wie relativ alles ist, und ich verstehe besser, wie verletzbar Eltern sind, besonders Eltern von schwerkranken Kindern. Auch wenn sie viel Hilfe erhalten – wenn die Tür zufällt, sind sie doch allein damit. Es muss eine große Einsamkeit sein. Darüber denke ich viel mehr nach. Ich versuche, zuzuhören und so gut ich kann zu unterstützen, sie nicht allein zu lassen.

Puck ist mittlerweile dreiundzwanzig. Die Zeit scheint stillzustehen. Ihre Eltern sehen, wie schön es hätte sein können. Pucks Freundinnen von damals haben angefangen, zu studieren, sie gehen aus, haben einen Freund. Und Puck liegt zu Hause. Sie wird niemals einen Freund mitbringen. Bedingungslos setzen sich ihre Eltern für sie ein, während sie so wenig dafür zurückbekommen. Sie selbst beschreiben das mit dem anrührenden Satz: Puck lebt von der Liebe.«

HUMOR

Krankenpfleger Marcellino Bogers (60)

»Ich war acht Jahre alt, als meine Mutter schwer erkrankte. Sie hatte Hautkrebs. Die Schmerzbehandlung war damals noch nicht so weit fortgeschritten, und ich wachte oft nachts davon auf, dass sie vor Schmerzen laut aufschrie. Für ein Kind ist das herzzerreißend. Deshalb spielte ich morgens, wenn ich aus dem Bett stieg, den Clown. Dann stülpte ich mir zum Beispiel die Pyjamahose auf den Kopf, sodass Mama lachen musste. Denn wenn Mama lachte, war alles wieder gut. Dass sie sterben würde, begriff ich damals nicht.

Zehn Jahre später begann ich in der Pflege. Die erste Station während meiner Ausbildung war ein Pflegeheim. Gleich in meiner ersten Nachtschicht hatte ich es mit einer sterbenden alten Frau zu tun. Die hauptverantwortliche Nachtschwester sollte eigentlich bei mir bleiben, wurde aber fortgerufen. Die alte Frau starb in dieser Nacht, sehr einsam, nur ich saß an ihrem Bett. Ich war gerade mal achtzehn und fand es ganz schrecklich. Als ich nach dem Dienst wieder auf meinem Zimmer war, beschloss ich, die Ausbildung abzubrechen. Dieser Beruf war zu schwer für mich, ich würde es nicht schaffen.

Am nächsten Morgen bin ich doch wieder zur Arbeit gegangen. Ich war einem Zimmer mit acht Betten zugeteilt und sollte einen alten Mann waschen, der ziemlich missmutig reagierte. ›Oje‹, sagte ich zu ihm, ›sind Sie vielleicht mit dem falschen Bein aufgestanden?‹ Er schlug die Bettdecke zurück, und ich sah zu meinem Entsetzen, dass ihm ein Bein amputiert worden war. Ich schämte mich furchtbar, wie hatte ich das nur sagen können? Aber er musste unbändig lachen. Die Schwere des vorangegangenen Abends war durch die Komik der Situation plötzlich in den Hintergrund getreten.

Von da an wurde Humor mein Rettungsring. Mir wurde klar, dass ich diesen Beruf nur ausüben konnte, wenn es mir gelang, schwere Momente ein bisschen zu erleichtern, indem ich irgendeinen Spaß machte. Mit der Zeit bemerkte ich, dass Lachen oder sogar ein Lachanfall auch für die Patienten wichtig sein kann. Zu dem Mann im Pflegeheim hatte ich nach meiner ungewollt witzigen Bemerkung eine gute Beziehung. Humor kann den Abstand zu einem Patienten verringern, gemeinsames Lachen stärkt das Vertrauen, es löst die Anspannung und relativiert die Sorgen, und es kann ein erster Schritt sein, um schwierige Dinge anzusprechen.

Ich habe angefangen, damit zu experimentieren. Zunächst vorsichtig – man muss erst einmal herausfinden, ob ein Patient oder eine Patientin Humor zu schätzen weiß und, falls ja, welche Form von Humor im Besonderen. Man sollte auch keine Späße über sensible Themen machen. Trotzdem muss, wie ich festgestellt habe, eine schwere Krankheit einem Scherz nicht im Wege stehen. Patienten sind keineswegs immer auf ernste Gesichter an ihren Betten erpicht, ein bisschen

Humor kann der bedrückenden Situation durchaus etwas von ihrer Schwere nehmen. Am meisten habe ich mit sterbenskranken Patienten gelacht. Bei ihnen kann ein Lachen die Angst vor dem Tod für einen Moment in den Hintergrund drängen. Patienten, die über ihren eigenen Kummer lachen können, haben das Gefühl, die Regie über ihr Leben für kurze Zeit zurückzugewinnen.

Ich habe es mir zur Aufgabe gemacht, Humor in die Pflege einzubringen. Ich halte Vorträge, gebe Workshops und habe ein Buch dazu geschrieben. Es gibt kein Patentrezept, man braucht nicht permanent den Spaßvogel heraushängen zu lassen, man muss es erspüren. Man findet eigentlich immer etwas, worüber man mit Patienten scherzen kann, die Situationen bieten sich von selbst an, man muss sie nur erkennen.

Ich begreife erst jetzt, wie viel meine Passion mit dem kleinen Jungen von damals zu tun hat. Ich will den Patienten wenigstens ein Lächeln entlocken. Von meiner Mutter habe ich gelernt, wie sinnvoll das sein kann.«

MOTORRADFAHRER

Forensikerin
Bertine Spooren (45)

»Frühmorgens ging mein Pieper. Ich hatte Dienst und rief in der Einsatzzentrale an, es wurde eine Leichenschau benötigt. Bei der Polizei war kurz zuvor ein Anruf eingegangen: Am Deich sei ein toter Mann gefunden worden. Vermutlich ein Verkehrsunfall, ich sollte das gemeinsam mit der Polizei vor Ort untersuchen. Ich fuhr mit dem Auto hin, eine Adresse im Polder. Es war noch still auf der Straße.

Auf dem flachen Land sah ich schon von Weitem den Polizeiwagen. Daneben, auf dem Deich, stand der kleine Bus der Verkehrsunfallanalyse. Unten an der Böschung sah ich den verunglückten Motorradfahrer. Bruchstücke seines Helms lagen weiter entfernt. Er musste dort die ganze Nacht gelegen haben, unsichtbar für vorbeifahrende Autofahrer. Erst am frühen Morgen hatte ihn ein Bauer entdeckt, der hoch auf seinem Traktor zufällig nach rechts geschaut hatte.

Ich untersuchte den Leichnam nach dem Grad der Steifheit, um feststellen zu können, wann der Tod eingetreten war. Ich studierte die Körperteile, die am tiefsten lagen, den Bereich, wo die Leichenflecke zu sehen sein mussten. Ich sah mir genau an, wie er auf dem Boden lag. Nur unter seinen Händen war Sand zu sehen, er war also nicht geschleift worden. Er war schon am Abend oder in der Nacht gestorben, folgerte ich. Er musste weggerutscht und mit ungeheurer Wucht unten am Deich aufgeschlagen sein.

Die Polizisten kletterten hoch, um ein Tuch zu holen, das sie über ihn legen konnten. Ein Bestattungsunternehmer wurde angerufen. Zusammen mit meinem Kollegen von der Unfallanalyse blieb ich unten beim Leichnam.

Und dann ging die Sonne auf. Wir standen am Rand eines Kornfelds, es war leicht nebelig, die Vögel begannen, zu zwitschern, und im Gegenlicht hatte die Landschaft eine fast traumhafte Ausstrahlung. Der Kollege sah mich an. ›Wunderschön, nicht?‹, sagte er. Wir waren umgeben von der Schönheit der Natur, es war ein so ruhiges und friedliches Bild, und währenddessen lag neben uns ein toter junger Mann. Ich dachte an seine Familie, eine Frau, Kinder vielleicht. Sie waren bestimmt beunruhigt, weil er in der Nacht nicht nach Hause gekommen war. Ich wusste, dass Polizeibeamte unterwegs waren, um die Nachricht zu überbringen. Er musste auf einen Schlag tot gewesen sein, und auch wenn ich in meiner Arbeit immer objektiv bleiben muss, war ich doch froh darüber.

Ich habe schon oft eine Leichenschau durchgeführt, und meistens stehen mir die Sterbefälle, mit denen ich es zu tun bekomme, fern. Außerdem habe ich gelernt, die Schotten dichtzumachen, um das, was ich sehe, nicht zu nah an mich herankommen zu lassen. Aber an diesem sonnigen Morgen gelang es mir nicht. Die herrliche Umgebung versetzte mich fast aus der Situation heraus und zog mich doch wieder mitten hinein. Plötzlich war ich davon überwältigt, wie vollkommen willkürlich das Leben ist, dass es ganz vom Zufall abhängt, ob man den nächsten Tag erlebt oder nicht. So kann es also gehen, wurde mir klar. Es war schönes Wetter, der Motorradfahrer hatte beschlossen, ein Stückchen zu fahren und kehrte nicht mehr zurück. Er starb an einer verdeckten Stelle, wo ihn keiner bemerkte und der Verkehr achtlos an ihm vorbeirauschte. Das berührte mich tief, ich fand, es stand für die Gleichgültigkeit des Weltalls. Ein Mann stirbt, aber alles läuft weiter wie gehabt, und die Sonne geht wieder auf.

Und doch fand ich das Bild nicht hässlich. Die über dem Kornfeld aufgehende Sonne vermittelte eigentlich ein tröstliches Gefühl: Der Tod steht so sehr mitten im Leben, dass das Leben den Tod umgibt.«

BÖSE UND GEREIZT

Facharzt für Geriatrie
Wilco Achterberg (54)

»Seine Patientenakte war so dick, dass sie in keine Mappe passte, ein starkes Bündel von Aufzeichnungen über seine zahlreichen körperlichen Beschwerden, die schon von etlichen Spezialisten in Augenschein genommen worden waren. Die Ursache seiner Beschwerden blieb unklar, und nun war er im Pflegeheim gelandet. Er war Anfang siebzig und hatte so starke Schmerzen, dass er nur mehr still in seinem Bett liegen konnte. Niemand konnte ihm erklären, was eigentlich los war. Böse war er und gereizt, schwer zu behandeln und immer im Clinch mit den Pflegekräften.

Wir setzten uns mit dem Psychiater zusammen, und der hatte einen besonderen Rat. Er nannte es ›paradoxale Annäherung‹: ihm nur zuhören, Aufmerksamkeit entgegenbringen und nicht bei jeder Beschwerde gleich versuchen, der Ursache auf den Grund zu gehen oder eine Lösung zu finden. Einmal in der Woche sollte ich eine Stunde mit dem Patienten sprechen, ohne dabei den Doktor besonders hervorzukehren.

Von da an ging ich jeden Freitagmorgen um neun Uhr bei ihm vorbei. Ich saß an seinem Bett und ließ ihn erzählen. Am Anfang war er immer ziemlich aufgeregt, aber im Laufe des Gesprächs wurde er ruhiger. In den ersten Monaten empfand ich diese Gespräche als eine undankbare Aufgabe. Ich befand mich in der Ausbildung, war noch unerfahren, und ich wollte so gern Arzt sein und Menschen behandeln. Ich hatte das Gefühl, bloß einen Trick anzuwenden. Bis ich merkte, dass ihm unsere Gespräche guttaten. Er fing an, sich auf unsere Zusammenkünfte zu freuen, sie machten für ihn die ganze Woche ein bisschen schöner. Wenn ich mich verspätete, bekam ich das sofort zu hören, und wenn ich mal ein Treffen ausfallen ließ, ging es gleich schief, und die Pflege hatte wieder große Mühe mit ihm.

Ich sah, wie sehr er meine Aufmerksamkeit brauchte. Das war mir eine Lehre, die mich für mein gesamtes Berufsleben geprägt hat. Alte Menschen kämpfen oft mit einer ganzen Palette an Leiden, und wir als Ärzte machen manchmal den Fehler, zu schnell für alles eine Lösung finden zu wollen. Natürlich muss man eingreifen und behandeln, wo nötig, aber für viele Patienten ist ein ernsthaftes Interesse des Arztes sogar noch wichtiger. Es kommt so oft vor, dass ältere Menschen tagelang mit niemandem darüber sprechen, was sie erleben und was sie beschäftigt. Das muss sich furchtbar einsam anfühlen.

Erst zuhören und dann sehen, ob überhaupt Bedarf an Hilfe besteht: Das habe ich in den vielen Freitagmorgengesprächen gelernt. Ich habe eingesehen, dass unser Beruf vor allen Dingen betrachtend ist, in einem Pflegeheim dient die Medizin dem Sinn des Lebens.

Zweieinhalb Jahre lang habe ich diesen Mann fast jeden Freitag besucht. Er blühte auf, erzählte von seiner Frau und begann nach einiger Zeit, auch mir Fragen zu stellen, wie es mir ging oder wie mein Urlaub gewesen war. Als ich wegen meiner Ausbildung in eine andere Abteilung wechseln musste, beschloss ich, die Gespräche mit ihm fortzusetzen. Ich wollte ihn nicht verlieren.

Und dann traf ich ihn eines Freitagmorgens nicht in seinem Zimmer an. Er war in der Nacht zuvor ganz plötzlich gestorben. Sein Tod berührte mich. Ich hatte ihn schätzen gelernt. Und er mich. Ich glaube, dass er sich durch unsere Gespräche ein Stückchen herausgehoben fühlte. Im Pflegeheim war er einer unter vielen und wegen seines launischen Verhaltens nicht besonders beliebt. Der Verlust von Anerkennung kommt bei älteren Menschen oft vor, besonders wenn sie dement werden. Es gibt niemanden mehr, der ihnen ab und zu Komplimente macht, sagt, dass sie gern gesehen sind, dass sie etwas gut gemacht haben. Bei diesem Mann konnte ich die Auswirkungen aufrichtiger Aufmerksamkeit beobachten. Wenn dich jemand als etwas Besonderes sieht, ist das Leben die Mühe wert.«

MANIE

Psychiaterin
Veerle Bergink (44)

»Sie konnte dermaßen schneidende, gemeine Kommentare abgeben, die machten einen richtig fertig. Ich hatte damals gerade erst als Psychiaterin angefangen, und wenn ich mich manchmal etwas unbeholfen ausdrückte, dann fragte sie, ob ich überhaupt wisse, wovon ich redete. Hatte ich etwas angezogen, von dem ich morgens selbst schon gedacht hatte, dass es vielleicht nicht die beste Wahl war, kam garantiert eine abfällige Bemerkung von ihr.

Es gehörte zu ihrer Störung, das wusste ich. Sie war bei uns auf der Abteilung gelandet, weil sie manisch geworden war. Eine junge, gebildete Frau, die plötzlich ein völlig enthemmtes Verhalten an den Tag legte, vor Energie übersprudelte, davon überzeugt war, kaum Schlaf zu brauchen, während in ihrem Kopf die Gedanken rasten. Die Stimmungsstörung hatte auch eine andere Seite: Sie war empfindlich und schnell gekränkt, was sie zu einer biestigen, gereizten Frau werden ließ. Sie verhielt sich oft wirklich eklig, nicht nur uns, sondern auch ihrem Mann gegenüber. Er war ein netter Kerl, und auch ihn konnte sie mit ihrer Kritik tief verletzen.

Psychiater lernen während ihrer Ausbildung, dass man über die wahre Persönlichkeit von Patienten, die sich in einer manischen, depressiven oder psychotischen Phase befinden, nicht viel sagen kann. Wer unter einer psychiatrischen Krankheit leidet, ist schließlich nicht er selbst. Aber bei dieser Frau fiel es mir schwer, meiner Fachkenntnis zu vertrauen. Ich ertappte mich meinerseits bei hässlichen Gedanken: Wie konnte eine so unangenehme Person einen so netten Mann haben und einen so guten Job? Wenig hilfreich war auch, dass sie eine Untersuchung, die ich in der Abteilung eigenhändig durchführte, boykottierte und verhinderte. Sie selbst hatte keine Lust mitzumachen und hetzte alle anderen Patienten gegen mich auf. Sie musste ein garstiger Mensch sein, mit ihrer Persönlichkeit konnte etwas nicht stimmen. Ich sprach es nicht aus, aber ich dachte es.

An verletzende Bemerkungen sind wir in der Psychiatrie gewöhnt. Patienten sind manchmal hasserfüllt, das muss man ertragen. Ich versuchte, ihre fiesen persönlichen Äußerungen zu relativieren, aber sie trafen mich doch. Vielleicht war sie mir ähnlich, sie wusste jedenfalls genau, wo meine wunden Punkte lagen.

Und dann ging es ihr allmählich besser. Die Behandlung schlug an, und die kluge, reizende Frau, die sie war, kam wieder zum Vorschein. Zwei Jahre nach ihrer Entlassung erschien sie bei uns zur Kontrolle, und ich sah, wie liebenswürdig sie war, ganz bei der Sache, und was für einen großartigen Humor sie besaß. Damals wurde mir in aller Deutlichkeit klar, dass eine psychische Erkrankung manche Eigenschaften verstärken und dadurch das Allerschlechteste eines Menschen an die Oberfläche spülen kann. Diese Frau war aufgeweckt und schlagfertig, aber in der manischen Phase wurden ihre scharfen Bemerkungen schmerzhaft und verletzend.

Diese Einsicht hat mich als Mensch und als Psychiaterin verändert. Eine psychische Krankheit kann uns alle treffen, und es ist schrecklich, wenn sie unsere Persönlichkeit zu verändern scheint. Das wusste ich natürlich als Psychiaterin, theoretisch, aber durch diese Frau ist mir klar geworden, wie wichtig es ist, innezuhalten und nicht sofort über den Charakter einer Person zu urteilen.

Auch in meinem Privatleben war ich früher immer schnell mit einem Urteil bei der Hand. Aber mittlerweile bin ich milder geworden, erst recht, wenn ich Menschen nicht gut kenne. Eine bissige Bemerkung oder eine blöde Reaktion muss nicht bedeuten, dass ein unangenehmer Mensch dahintersteckt. Wie sich ein Mensch gibt, entspricht oft nicht dem, wie er eigentlich ist.«

MEUCHELMÖRDER

Gastroenterologe
Joost Drenth (54)

»Als ich ihn kennenlernte, war ich noch in der Ausbildung. Er war um die vierzig und hatte bereits ein raues Leben hinter sich. Aufgewachsen in schwierigen familiären Verhältnissen, vor die Tür gesetzt, in schlechte Gesellschaft geraten und drogenabhängig geworden. Er hatte sich damals eine Hepatitis C zugezogen, eine Infektion der Leber, weshalb er mein Patient wurde. Es gab damals erst ein einziges Medikament gegen die Krankheit, eines mit schweren Nebenwirkungen. Bei ihm schlug es jedoch überhaupt nicht an; seitdem war seine Genesung für ihn so etwas wie der heilige Gral. Selten bin ich einem Patienten begegnet, der so wild darauf war, behandelt zu werden. Er informierte sich, schlug alles nach, unsere Gespräche bekamen einen fast technischen Charakter. Wenn ich von einem Kongress zurückkam, fragte er: ›Und? Gibt's was Neues?‹

Allmählich entdeckte ich, welche Bürde er mit sich trug. Viele seiner früheren Bekannten, die ein ähnliches Leben geführt hatten wie er, waren inzwischen an Hepatitis gestorben. Er hatte die grausame Fratze der Krankheit gesehen, vor allem im Körper seines besten Freundes. Das Virus hatte die Leber zerstört und den Geist benebelt. ›Das darf mir nicht passieren‹, sagte er. Er hatte große Angst, den gleichen Weg gehen zu müssen.

Vor ein paar Jahren kamen neue Medikamente auf den Markt. Mit ihnen konnte das Virus innerhalb weniger Monate relativ einfach bekämpft werden. Ich freute mich sehr für ihn. Aber die Behandlung zeigte bei ihm keine Wirkung, nach der Kur kehrte das Virus zurück. Auch ein zweites Medikament half nicht. Er war furchtbar enttäuscht. Und dann stand im vergangenen Jahr ein drittes Mittel zur Verfügung, das zu seinem Virustyp passte. Zunächst schien es gut zu gehen. Aber dann kamen wieder Beschwerden, und ich ließ einen Ultraschall von seiner Leber machen. Ich erinnere mich an den Moment, als ich sie auf dem Schirm sah, das bunte Bild, das dort auftauchte. Ich war wie vom Donner gerührt. Die MRT brachte anschließend Gewissheit: Er hatte Leberkrebs.

Vor ein paar Wochen ist er ins Hospiz gegangen. Ich habe ihn dort besucht, er hatte einen wunderbaren Ausblick auf den Fluss Waal. Ich habe ihm gesagt, ich sei all die Jahre wie ein Beifahrer mit ihm gereist, hätte die Route zwar richtig angegeben, unterwegs aber nicht gut genug aufgepasst. Ich hätte viel eher einen Ultraschall machen lassen müssen. Eigentlich gehört das zu meiner Routine, aber bei ihm habe ich es unterlassen. Ich sehe jetzt, warum. Wir hatten einen Pakt geschlossen: Wir würden ihn von diesem verdammten Virus befreien. Seinem Virus, das inzwischen auch zu meinem geworden war. Ich saß ihm zu dicht auf in der Verfolgung dieses Ziels. Der Wunsch war so groß, und ich war überzeugt davon, dass es uns gelingen würde.

Er fragte, ob ein früherer Ultraschall denn einen Unterschied gemacht hätte. Vermutlich nicht. Er wollte keine Operation und schon gar keine Lebertransplantation. Diese Erfahrung hat mich bescheiden gemacht. Sie hat mich gelehrt, dass man immer versuchen muss, den Überblick zu behalten. Und genügend Abstand. Außerdem ist mein Respekt vor Krankheiten noch gestiegen. Ich habe gesehen, wie sie manchmal abwarten, bevor sie jemanden, wie ein Meuchelmörder, anfallen.

Er erzählte mir, wie stolz er war, mit dem Rauchen aufgehört zu haben. Das Rauchen war die letzte seiner Süchte, die er überwunden hat, und es hat ihn große Anstrengung gekostet. Es sollte der Beginn eines neuen Lebens sein. Und doch geschieht jetzt das, was ihm solche Angst eingeflößt hat: Er stirbt so, wie seine Freunde gestorben sind. Ich habe ihn nicht davor beschützen können. Er will es noch so lange wie möglich aushalten. Wir schreiben uns manchmal per WhatsApp. *Danke für deine Nachricht, Joost*, schrieb er zuletzt. *Ich habe es gut hier, am Fluss. Manchmal denke ich an dich.*«

REGIE

Kardiologin
Angela Maas (61)

»Sie war verrückt nach ihrer Katze, hatte eine hingebungsvolle Tochter, gute Nachbarn, ein schönes Haus, sie lebte das Leben, das sie leben wollte. Als ich bei ihr ein ernstes Problem an der Aortenklappe feststellte, entschied sie sofort: Sie wollte nicht operiert werden. Sie war vital mit ihren siebzig Jahren, sie hätte den Eingriff gut weggesteckt, aber ich konnte sie nicht umstimmen. Zweimal im Jahr sollte sie vorbeikommen, so behielt ich sie im Auge. Ab und zu machte ich einen Ultraschall von ihrem Herzen, Beschwerden konnte ich mit Medikamenten entgegenwirken. Sie kam schnell zur Sache, bestimmte, dass sie nicht reanimiert werden wollte, und hinterlegte eine Erklärung, in der sie um Sterbehilfe ersuchte. Immer wenn sie zu mir kam, fragte sie, ob ich sie noch hätte.

Das ging jahrelang gut, ich dachte schon, dass wir doch eine gute Entscheidung getroffen hätten. Obwohl der Ultraschall gezeigt hatte, dass die Klappe ziemlich verengt war, blieb die Patientin ein zufriedener Mensch. Dann, eines

Morgens, kurz nachdem sie zur Kontrolle fröhlich in meine Sprechstunde gekommen war, hatte sie plötzlich Atemnot. Nach Luft schnappend, saß sie mir gegenüber, Schaum vor dem Mund. Wenn ihr das zu Hause passiert wäre, wäre sie gestorben. Aber nun geschah es vor meinen Augen. Ich wusste, dass sie keine unnötige Behandlung wünschte, wie oft hatten wir darüber gesprochen. Aber als Ärztin möchte man handeln. Sie war auf zwei Beinen hereingekommen, und ich dachte: Sie wird doch nicht etwa im Sarg hinausgetragen werden?

Ich beschloss, sie beatmen zu lassen, in der Hoffnung, dass sie schnell wieder nach Hause könnte. Sie war ansprechbar und gab ihre Zustimmung. Aber als sie einmal ans Beatmungsgerät angeschlossen war, wurde klar, dass sie nicht mehr davon loskommen würde. Aufgrund des Tubus in ihrem Hals konnte sie nicht sprechen. Sie kommunizierte mit Gesten und indem sie etwas aufschrieb. Wieder reagierte sie entschlossen. *Das habe ich nicht gewollt*, ließ sie mich wissen, *das muss aufhören*.

Es fiel mir schwer, sie gehen zu lassen. Ich kannte ihre Wünsche, und trotzdem hatte ich sie an das Beatmungsgerät anschließen lassen. Ich war durch ihren Anfall überrumpelt worden und hatte mich durch meinen Arztinstinkt leiten lassen. Wider besseres Wissen hatte ich gehofft, dass sie es vielleicht schaffen würde. War das ein Fehler gewesen? Ich haderte mit mir und besprach mich mit ihrer Tochter. Die beruhigte mich, ihre Mutter verübelte mir nichts.

Die Patientin wählte einen Tag aus, an dem die Beatmung eingestellt werden sollte. Ihren letzten Wunsch konnten wir erfüllen: Sie wollte ihre Katze noch einmal sehen und noch ein Glas Wein trinken. Und so schlief sie friedlich ein, mit der Katze am Fußende des Bettes und einer Flasche Wein auf dem Nachttisch. Ein paar Wochen später bekam ich einen bewegenden Brief von ihrer Tochter. Sie schrieb, sie hätte viel an mich denken müssen, weil ich mich so schwergetan hätte. Sie selbst sei froh darüber, wie es gelaufen war, so hätte sie noch Abschied nehmen können.

Den Willen der Patienten immer zu respektieren, das habe ich von dieser Frau gelernt, selbst wenn ihre Entscheidung dem zuwiderläuft, was wir als Ärzte für gut halten. Der Patient gehört nicht uns, er gehört sich selbst. Und die Patienten finden längst nicht immer, dass wir alles tun müssen, was möglich ist. Inzwischen ist das normal, Ärzte und Patienten entscheiden gemeinsam. Aber damals, vor fünfzehn Jahren, als ich die Frau kennenlernte, führten Ärzte oft noch ganz allein Regie.

Sie wies mir den richtigen Weg, und das hat bei mir einen großen Eindruck hinterlassen. Manchmal begegnet man als Arzt einem Patienten, auf den man einfach hören sollte.«

BESTE ABSICHTEN

Krankenschwester
Sandra Kleefstra (39)

»Sie war auf unserer Abteilung gelandet, weil sie einen Pneumothorax hatte. Eine kleine, zarte Frau mit großen braunen Augen. Es ist schon lange her, aber ich sehe sie noch genau vor mir. Sogar an ihren Namen erinnere ich mich. Sie erzählte mir ihre Lebensgeschichte, und die war schrecklich traurig. Immer war sie den falschen Männern begegnet, die ihr fürchterliche Dinge angetan hatten. Ich war sehr berührt davon und dachte: Was für eine starke Frau. Ich wollte gern gut für sie sorgen.

Bis im Team langsam Stimmen von erfahreneren Kollegen laut wurden, die merkten, dass etwas bei ihr nicht stimmte. Sie wirkte verletzlich, aber das täuschte: Offenbar spielte sie uns ziemlich raffiniert gegeneinander aus. Was die eine sagte, verwendete sie gegen den anderen. Sie erzählte Sachen weiter, manipulierte, brachte Pflegekräfte zum Heulen. Sie verteilte Komplimente, aber nie ohne Hintergedanken. Sie wickelte uns um den Finger, wenn sie irgendetwas erreichen wollte. Aber so sehr wir uns auch bemühten, es war ihr nie genug, sie wollte immer mehr. Dann drohte sie mit einer Anzeige. Da wir nicht wussten, wie wir mit ihr umgehen sollten, baten wir eine psychiatrische Krankenschwester, einen Blick auf das Verhalten der Frau zu werfen. Sie legte uns dringend ans Herz, dieser Patientin gegenüber an einem Strang zu ziehen. Ich war noch in der Ausbildung, ich wurde verschont. Ich durfte nicht mehr zu ihr, zu meinem eigenen Besten.

Langsam wurde deutlich, dass sie sich selbst verletzte. So bekam sie plötzlich, aus heiterem Himmel, auch auf der anderen Seite einen Pneumothorax. Die Ärzte untersuchten sie auf Einstiche, um zu sehen, ob sie selbst die Hand im Spiel gehabt hatte. Die Medikamente, die sie nehmen sollte, fand man tief hinten in ihrer Nachttischschublade gesammelt. Ich weiß noch, wie erschütternd ich das alles fand. Die furchtbaren Erfahrungen der Vergangenheit hatten ihren Blick auf das Leben offenbar so verdunkelt, dass sie Aufmerksamkeit und Fürsorge erzwingen wollte, indem sie sich selbst Schaden zufügte und uns in die Irre führte. Hier sah ich zum ersten Mal, wie verrückt die Sprünge sein können, die der Verstand manchmal macht.

Die Geschichte ging nicht gut aus. Die Frau wurde auf eine andere Abteilung verlegt und ist dort gestorben. Durch eigenes Zutun. Sie hatte zu viele Medikamente geschluckt. Ich frage mich noch immer, ob sie wirklich sterben wollte.

Wer im Pflegebereich zu arbeiten beginnt, möchte anderen helfen, sich derjenigen annehmen, die krank oder abhängig sind. Aber es gibt Patienten, die unseren Einsatz nicht wertschätzen können, die einfach nie zufrieden sind. Durch diese Frau habe ich das sehr früh verstanden. Ich war noch in der Ausbildung und gab mir besonders viel Mühe. Ich dachte, dass ich die Gefühle anderer Menschen gut einschätzen könnte, aber hier habe ich mich gründlich geirrt. Ich hatte das Gefühl, dass diese Patientin mir meine guten Absichten knallhart um die Ohren schlug. Das hat einen starken Eindruck bei mir hinterlassen.

Offenbar bin ich in meiner Arbeit doch nicht ganz selbstlos, sondern möchte von meinen Patienten etwas zurückbekommen. Niemand arbeitet im Pflegebereich des Geldes wegen, aber ich glaube, wir alle möchten eine gewisse Erfüllung erleben, vielleicht erwarten wir im Stillen doch ein bisschen Anerkennung. Nun, da ich Dozentin bin und selbst Pflegekräfte ausbilde, stellt diese Patientin aus meiner Anfangszeit eine wertvolle Lehre dar. Herauszufinden, wie man eine gute Versorgung leisten und dabei selbst aufrecht bleiben kann, ist gar nicht so leicht. Der Pflegeberuf ist großartig, wenn man anderen gern hilft, aber er hat auch seine Schattenseiten. Man rennt, man tröstet und hilft, man mag seine Patienten und schaut manchmal sogar außerhalb der Dienstzeit bei ihnen vorbei – aber nicht jedem Menschen ist mit guten Absichten am besten gedient.«

MUTIGE FRAGE

Gynäkologischer Onkologe Frédéric Amant (51)

»Monica war etwa vier Monate schwanger, als bei ihr Gebärmutterhalskrebs entdeckt wurde. Von dem Moment an stritten Leben und Tod miteinander. Um den Krebs zu bekämpfen, müsste man ihr die Gebärmutter entfernen, aber damit würde sie auch ihr Kind verlieren. Ein zweites Mal. Ihr erstes Kind war einige Jahre zuvor viel zu früh geboren worden und gestorben. Die Operation würde zwar ihr Leben retten, aber sie könnte nie wieder schwanger werden.

Sie fragte mit Nachdruck, ob es irgendeine Möglichkeit gebe, das Kind zu retten. Wenn ihre eigene Behandlung dadurch weniger wirksam sein sollte, wollte sie das Risiko gern in Kauf nehmen. Der Krebs war rein zufällig von der Hebamme entdeckt worden, Monica hatte noch keinerlei Beschwerden. Dank ihrer Schwangerschaft war die Krankheit sehr früh entdeckt worden, und sie wollte gern etwas zurückgeben: Sie wollte dem Kind, das sie noch nicht kannte und das ihr Leben gerettet hatte, ihre Dankbarkeit zeigen.

Ich saß einer jungen Mutter mit einem beginnenden Bäuchlein gegenüber, und ich konnte ihren Wunsch gut nachvollziehen.

In der medizinischen Literatur fand ich kaum brauchbare Informationen. Nur ein paar Berichte über schwangere Krebspatientinnen, die trotz Behandlung ein Kind zur Welt gebracht hatten. Es war also durchaus möglich. Nur über den Gesundheitszustand der Kinder und die Überlebenschancen der Mütter war nichts bekannt. Wir hatten nur wenige Tage Zeit, um eine Entscheidung zu treffen, wobei wir weder in die eine noch in die andere Richtung sicher sein konnten, aber wir beschlossen trotzdem, es zu wagen. Die Operation wurde abgesagt, und Monica bekam eine Chemotherapie, um den Tumor so lange zu bekämpfen, bis ihr Kind alt genug war, auf die Welt zu kommen.

Nach zweiunddreißig Wochen Schwangerschaft brachte sie einen Sohn zur Welt. Gleich nach dem Kaiserschnitt wurde ihr im Operationssaal die Gebärmutter entfernt. Da sich der kleine Victor als gesund erwies, wagten wir uns daran, auch weiteren schwangeren Krebspatientinnen zu helfen. Die ersten Kinder, die bei uns geboren wurden, suchte ich gleich nach der Geburt auf, und wenn das Neugeborene in Ordnung war, verließ ich erleichtert den Kreißsaal.

Viele Ärzte fanden unser Vorgehen ziemlich riskant. Aus Sorge, es könnten sich Probleme auftun, überwiesen sie alle schwangeren Krebspatientinnen zu uns. Die Skepsis ist allmählich geschwunden. Denn die eine mutige Frage von Monica hat schließlich die Antworten erbracht, die gefehlt hatten. Wir haben alle Kinder und Mütter nach der Geburt begleitet und haben feststellen können, dass ein Kind in der Gebärmutter viel aushalten kann. Diese Kinder entwickeln sich nach der Geburt genauso wie andere Kinder. Mittlerweile erkennen auch andere Ärzte die Chancen für Mutter und Kind. Sie rufen uns an oder schreiben uns höchstens noch, um Rat einzuholen.

So hat eine Mutter, die alles daransetzte, ihrem Kind das Leben zu schenken, für Hunderte schwangerer Frauen große Bedeutung erlangt. Monicas Beispiel hat uns dazu angeregt, international zu forschen, sodass wir Erkenntnisse zusammentragen konnten, die wiederum anderen Müttern zugutekommen. Wie schrecklich muss es sein, sich zwischen der eigenen Gesundheit und dem Leben des eigenen Kindes entscheiden zu sollen. Früher mussten krebskranke Schwangere notgedrungen abtreiben oder sie gebaren viel zu früh. Dank der vielen Informationen, die wir in den letzten Jahren gesammelt haben, konnten wir dieses Schicksal oft abwenden. Wir haben Kinder vor dem Tod gerettet.

Monica wurde für geheilt erklärt, ihr Sohn ist jetzt fünfzehn, es geht ihm gut. Bei uns gibt es alle paar Jahre einen Familientag, dann sehe ich alle Mütter und Kinder wieder. Monica ist immer dabei. Das letzte Mal sprach ich mit einer jungen Mutter, die gekommen war, um Mut und Zuspruch zu erhalten. Ihr stand die Chemotherapie noch bevor. Als sie die vielen Kinder sah, die dort herumliefen, legten sich ihre Zweifel.«

DAS LETZTE WORT

Lungenfacharzt für Kinder
Kors van der Ent (56)

»Der kleine Junge im Brutkasten kämpfte schon seit Tagen um sein Leben. Er war mit dem Down-Syndrom geboren worden und hatte sich nach kurzer Zeit einen starken Infekt eingefangen. Wir mussten ihn künstlich beatmen, gaben ihm Medikamente, die den Blutdruck stabil halten sollten, und Antibiotika gegen den Infekt. Jeden Tag wurde er behandelt, es war so viel technische Gewalt rund um diesen kleinen Körper, dass ich mich schon fragte, ob wir ihm das überhaupt noch antun konnten. Es brachte nichts, er wurde immer kränker. Am fünften Tag, abends um elf nach der Dienstübergabe, bin ich noch einmal bewusst zu ihm gegangen, ich stand an seinem Brutkasten und verabschiedete mich. Ich dachte: Nun musst du wohl gehen, ich sehe dich nicht mehr wieder, morgen wird es dich nicht mehr geben. Aber als ich am nächsten Morgen auf die Station kam, lag er da noch. Er hatte sich in der Nacht erstaunlich gut erholt.

Ein paar Jahre später wurde an einem Sonntagnachmittag ein vierjähriger Junge eingeliefert. Ein strahlendes, gesundes Kind, das beim Spielen im Garten seiner Großeltern in den Teich gefallen war. Er hatte sehr lang im Wasser gelegen. Im Krankenwagen war er erfolgreich reanimiert worden, sein Herz begann, wieder zu schlagen, aber er lag im Koma. Wir waren den ganzen Nachmittag mit ihm beschäftigt, haben ihn beatmet, ihm immer wieder Herzdruckmassagen gegeben, Medikamente verabreicht. Ich hatte Angst, dass er es nicht schaffen würde, aber zu meiner Verblüffung und Erleichterung erholte er sich. Er schlug die Augen auf und konnte vom Beatmungsgerät genommen werden. An dem Abend stand ich auch an seinem Bett. Mein Dienst war beendet, ich wollte nach Hause gehen und ihm noch schnell Hallo sagen. Während ich bei ihm war, bekam er einen Herzstillstand. Wir taten alles, was wir konnten, aber es war vergebens, er starb unter unseren Händen.

Für mich verschmelzen diese beiden Jungen zu dem einen Patienten: zwei Kinder, die ich heute, nach dreißig Jahren, immer noch im Gedächtnis behalten habe, denn sie sagen so viel über die äußersten Pole, zwischen denen man als Arzt balanciert. Als sie meinen Weg kreuzten, war ich noch in der Ausbildung. Sie sind die Warn- und Leitzeichen in meinem Beruf geworden. Sie haben mich viel gelehrt über meine Rolle als Arzt.

Am Anfang der Laufbahn als Arzt denkst du noch, dass du im Leben kranker Menschen eine Menge bewirken, mit Behandlungen, Pillen und Operationen eigentlich alles erreichen kannst. Aber dann kommt ein Moment, in dem du mit einem Schlag begreifst, dass du nicht allmächtig bist, dass längst nicht alles geht, was du möchtest, dass du manchmal einfach ohnmächtig bist. Beim ersten Kind hatten wir alles getan, was wir konnten, es schien zu sterben, aber es blieb am Leben. Beim zweiten Kind hatten wir ebenfalls unser Bestes getan, und es geschah das genaue Gegenteil. Damit musst du als Arzt rechnen: Du hast allerlei technische Hilfsmittel zur Verfügung, um Patienten zu helfen, und damit kannst du einiges ausrichten – aber manchmal kommt das Leben unerwartet auf dich zu, und manchmal entgleitet es dir plötzlich. Wann das geschieht, hast du meistens nicht in der Hand.

Als junger Arzt muss man die Erfahrung machen, dass die medizinische Macht über das Leben begrenzt ist. Für mich sind diese beiden Kinder dabei zu Fixpunkten geworden, sie haben mir meinen Platz angewiesen und mir bewusst gemacht, dass Gott das letzte Wort über das Leben hat. Wir sollten bescheiden sein in dem, was wir beitragen können.«

SCHALLENDES LACHEN

Ärztin für geistig behinderte Menschen Marie-José van Dreumel (52)

»In dem Kindertageszentrum, wo ich kurz zuvor zu arbeiten begonnen hatte, kam er in meine Obhut – ein fünfzehnjähriger Junge mit einer mehrfachen gravierenden Behinderung. Verstandesmäßig befand er sich auf dem Niveau eines Zweijährigen, er hatte eine starke spastische Lähmung und litt unter epileptischen Anfällen. Aber er war ein aufgeweckter Kerl, und sein Lachen war extrem ansteckend. Wenn ich ihn lachen hörte, wurde ich gleich fröhlich.

Nach einer Weile verlor er stark an Gewicht. Das kommt bei Kindern mit schweren Spasmen öfter vor. Körperlich leisten sie Ungeheures, weil ihre Muskeln dauernd unter Spannung stehen. Sie brauchen nährstoffreiche Nahrung, vor allem wenn sie noch im Wachstum begriffen sind. Als er kalorienreiches Essen bekam, nahm er tatsächlich etwas zu. Es schien ihm besser zu gehen, ich war beruhigt.

Aber irgendwann hörte man ihn nicht mehr lachen. Er war nicht mehr so fröhlich, weinte öfter und signalisierte auf vielfältige Weise, dass es ihm nicht gut ging. Aber er konnte uns nicht erzählen, was mit ihm los war, er kannte nur wenige Wörter. Das ganze Team begab sich auf die Suche: die Verhaltenstherapeutin, die Logopädin, der Physiotherapeut, sie alle versuchten herauszufinden, worin die Ursache liegen könnte. Bekam er zu viele Anreize oder gerade zu wenige? Hatte sich bei ihm zu Hause etwas verändert? Saß er gut in seinem Rollstuhl? Die Suche ergab nichts Auffallendes. Ich untersuchte ihn körperlich, aber auch ich konnte nichts finden, was sein Unwohlsein erklären konnte.

Schließlich entdeckten wir, dass er schrecklich mühevoll schluckte. Wir schlucken normalerweise ganz gedankenlos, aber um gut zu schlucken, sind viel mehr Muskeln nötig als zum Laufen. Seine starke spastische Lähmung bewirkte, dass er einen Bissen erst nach vier oder fünf Anläufen hinunterschlucken konnte. Jede Mahlzeit kostete ihn daher so viel Energie, dass er sich lange davon erholen musste. Eigentlich war er den ganzen Tag über damit beschäftigt, zu schlucken und sich auszuruhen. Es blieb weder Zeit noch Kraft für Dinge übrig, die ihm Spaß machten. In Absprache mit den Eltern beschlossen wir, operativ eine Ernährungssonde in seinem Magen zu platzieren. Es erwies sich als richtige Entscheidung: Seine Stimmung hob sich, er wurde wieder der fröhliche Junge, den wir kannten.

Ein halbes Jahr später ging ich nach Feierabend noch beim Kindertageszentrum vorbei, wo eine musikalische Aufführung stattfand. Ich schaute mir die Eltern im Saal und die Kinder auf der Bühne an. Die Behinderungen waren deutlich sichtbar: überall Rollstühle, spastisch gelähmte Kinder, viele mit Helmen auf dem Kopf, für den Fall, dass sie stürzten.

Und mittendrin der eine Junge, der sich auf seinem Instrument austobte.

Eines der Kinder kam auf mich zu. ›Hallo, Doktor Marie-José, was machst du denn hier?‹, fragte es erstaunt. Er sah sich um, betrachtete die Kinder vorn auf der Bühne und sagte dann: ›Hier ist doch niemand krank.‹

In dem Moment wurde mir klar: Genau aus diesem Grund mache ich diese Arbeit. Dieses Kind hatte einen ganz anderen Blick darauf, was »krank sein« bedeutet. Wenn man krank war, lag man im Bett und konnte gar nichts tun. An dem Jungen dort auf der Bühne, um den wir uns medizinisch so große Sorgen gemacht hatten, gab es aus seiner Sicht nichts zu behandeln. Es machte deutlich, worum es in unserem Beruf geht. Unsere Arbeit unterscheidet sich von den Aufgaben der meisten anderen Ärzte. Wir können die geistige Beeinträchtigung nicht heilen, aber wir können versuchen, die Beschwerden zu lindern, die dadurch entstehen. Gemeinsam haben wir das Ziel, diesen Menschen das bestmögliche Leben zu bieten.

Es ist schon lange her, ich hatte damals mit der Arbeit gerade erst begonnen. Aber dieser Nachmittag ist mir immer in Erinnerung geblieben. Auf der Bühne erklang wieder das schallende Lachen, und durch die Bemerkung des Kindes wurde mir klar: Diesem Beruf gehört mein ganzes Herz.«

KÄMPFERNATUR

Kinderarzt auf der Intensivstation
Dick Tibboel (66)

»Wir sahen es schon bei ihrer Geburt, die Anomalien in ihrem Gesicht, die flachen Augenhöhlen, die hervorquellenden Augen. Kirsten kam mit einem Syndrom zur Welt, bei dem sich die Schädelnähte zu früh schließen. Dadurch ist der Raum im Kopfinneren zu eng, was sich auf die Form des Gesichts auswirkt. Zusätzlich hatte sie eine schwere Missbildung der Luftröhre, wir mussten ihr unterhalb des Kehlkopfs ein Röhrchen einsetzen, damit sie atmen konnte.

In ihren ersten Lebensjahren haben wir sie oft operiert. Manchmal ging es ihr so schlecht, dass sie mit Blaulicht und Sirene zu uns gebracht wurde; es gab Momente, in denen wir uns fragten, ob sie überleben würde. Die Knorpelringe rund um die Luftröhre lagen nicht gut, ein merkwürdiges Phänomen, das uns Kopfzerbrechen bereitete. Wir fragten Experten in der ganzen Welt um Rat, aber niemand konnte uns sagen, wie wir das Problem angehen sollten. Manchmal musste das Röhrchen in ihrer Luftröhre ausgewechselt werden, dann war sie immer voller Angst.

Allen Rekonstruktionen zum Trotz wich ihr Gesicht weiterhin von der Norm ab, so sehr, dass sie überall, wo sie hinkam, angestarrt und begafft wurde. Ihre Mutter erzählte uns, dass einmal ein Bus extra angehalten habe, damit die Fahrgäste ihr Kind in aller Ruhe in Augenschein nehmen konnten. Natürlich hat Kirsten die Reaktionen in ihrer Umgebung gespürt, das Getuschel hinter ihrem Rücken. Das muss für sie sehr schwer gewesen sein. Wie knüpfst du als heranwachsendes Mädchen Kontakte? Gehst du auf eine Party? Wirst du je einen Freund haben? Aber die Art und Weise, wie Kirsten im Leben steht, beeindruckt mich tief. Sie hat ein ausgesprochen heiteres Gemüt, und ihr Blick scheint zu sagen: So sehe ich nun einmal aus – na und?

Sie ist Krankenschwester geworden. Sehr gern hätte sie bei uns auf der Intensivstation angefangen, wo sie so oft gelegen hat. Aber nach all dem, was sie durchmachen musste, trägt sie multiresistente Keime in sich, die wir hier natürlich nicht gebrauchen können. Es fiel mir schwer, sie ablehnen zu müssen. Wenn ich einem Menschen jede Chance der Welt wünsche, dann ihr. Sie arbeitet jetzt in einer Wohngruppe mit behinderten Kindern.

Als sie klein war, hing ihr Leben oft an einem seidenen Faden. Manchmal dachten wir: Jetzt ist es vorbei. Aber sie hat es jedes Mal geschafft, und es war, als würde sie uns ins Schlepptau nehmen. Die Natur ist manchmal milde gestimmt. Nein, nicht als sie geboren wurde, aber danach. Und doch haben wir uns hin und wieder gefragt, was wir ihr da antaten. Sie überstand all die schweren Eingriffe und musste trotzdem mit ihrem Äußeren in einer feindseligen Umgebung zurechtkommen. Würde sie uns das später nicht vorwerfen? Würde sie es uns übel nehmen, dass wir sie gerettet hatten?

Diese Furcht hat sie uns vollständig genommen. Entgegen unseren Erwartungen erwies sie sich als äußerst dankbar dafür, dass wir trotz unserer Zweifel alles getan hatten, um sie am Leben zu halten. Sie schickte uns regelmäßig Ansichtskarten, zum Beispiel, wenn sie in die nächste Klasse versetzt worden war, oder aus den Ferien. Ihre Eltern waren stolz auf sie und haben sie nie vor der Welt versteckt.

Es ist nicht lange her, dass wir das Röhrchen aus ihrer Kehle entfernt haben. Etwa zwanzig Jahre lang hatten wir es nicht gewagt, aus Furcht, dabei alles Mögliche zu beschädigen. Aber es ging gut, das Loch ist zugewachsen, und sie kann nun durch den Mund atmen. Sie hat uns gezeigt, dass die Dinge manchmal Zeit brauchen. Man muss nicht immer sofort eingreifen.

Ich kenne Kirsten seit gut dreiundzwanzig Jahren. Ihre Geschichte ist die einer wahren Kämpfernatur. Nie bin ich einer Patientin begegnet, die einen so starken Lebenswillen hatte.«

AN DIE HAND NEHMEN

Neurologe
Rien Vermeulen (71)

»Er war pensionierter Hausarzt, einer von der alten Schule, der Tag und Nacht für seine Patienten zur Verfügung gestanden hatte. Jemand, der mehr als einmal an Heiligabend zu einem Notfall gerufen wurde und mir augenzwinkernd erzählte, das habe durchaus auch sein Gutes gehabt. Eine Zeit lang war er bei mir in Behandlung gewesen, aber nun brauchte er mich nicht mehr und ich überwies ihn an seinen eigenen Hausarzt.

Drei Monate später saß er mir wieder gegenüber, mit neuen Beschwerden. Er habe in letzter Zeit Probleme mit dem Gehen, sagte er, aber als ich genauer nachfragte, kam es mir so vor, als legte er sich die Antworten erst in diesem Moment zurecht. Wenige Monate später kam er wieder mit einem Problem zu mir, das ich nicht recht deuten konnte. Beim dritten Mal begriff ich: Hier stimmt etwas nicht. Ich musste mit ihm über meine Vermutung sprechen. ›Ich glaube‹, sagte ich vorsichtig, ›dass Sie sich Ihre Beschwerden ausdenken.‹ Er lehnte sich zurück, sah mich an und sagte: ›Das stimmt.‹

Er wolle nicht zu jemand anderem gehen, erklärte er, weil er mir vertraute. Sein Hausarzt arbeite wie ein Beamter von neun bis siebzehn Uhr und wolle seine Patienten so schnell wie möglich wieder aus der Tür haben. Das ging ihm und seiner Auffassung ungeheuer gegen den Strich. Er fand es übertrieben, den Arztberuf als eine Berufung zu betrachten, aber von Berufen, in denen eine Beamtenmentalität angebracht war, unterscheide er sich doch erheblich. Der alte Hausarzt hatte immer gewusst, wo die Spezialisten saßen, denen er vertrauen konnte, und die arbeiteten nicht alle in demselben Krankenhaus. Er hatte seine Patienten immer nur zu diesen Ärzten weitergeschickt und ihnen auch erklärt, warum. Nun, da er im Ruhestand war, fürchtete er, den Überblick zu verlieren, dabei würde er das Wissen vielleicht auch einmal für sich selbst benötigen. Er ging davon aus, dass ich ihn jederzeit zu den richtigen Kollegen weiterschicken würde und wollte deshalb mit mir in Verbindung bleiben.

Wir verabredeten, dass er einfach ab und zu vorbeikommen könne und dafür keine Beschwerden zu erfinden brauche. ›Erzähl mir einfach etwas aus deiner Praxis‹, sagte ich.

Wie sehr er sich auf mich verließ, wurde deutlich, als ich eines Morgens an der Tür meines Büros im Krankenhaus einen großen Zettel fand: *Sofort den Kardiologen anrufen!* Der Hausarzt war mit Herzrhythmusstörungen eingeliefert worden, der Kardiologe hatte ihm Medikamente verabreichen wollen, aber er hatte sich geweigert, sie zu nehmen. ›Kommt nicht infrage‹, hatte er gesagt, ›das muss ich erst mit Vermeulen besprechen.‹ Der Kardiologe hatte noch erwidert: Aber der ist Neurologe, er versteht nichts vom Herzen. Doch er ließ sich nicht erweichen. Der Kardiologe war wütend, und das konnte ich durchaus nachvollziehen. Ich ließ ihn sofort wissen, dass es so in Ordnung war.

Ich habe gelernt, dass man die Menschen manchmal an der Hand nehmen muss. Heutzutage denken die Patienten oft, sie seien autonom und könnten selbst entscheiden – aber ist das wirklich so? Wenn ein alter Hausarzt damit schon Probleme hat, wie sollten Nichtmediziner dazu in der Lage sein? Es gibt keine verlässliche Information darüber, wo es den Patienten am besten ergeht, Ranglisten der angeblich besten Krankenhäuser und Ärzte sind Unsinn. Ärzte müssen Patienten helfen, den besten Weg zu finden, und das ist nur möglich, wenn eine vertrauensvolle Verbindung besteht. Durch diesen alten Hausarzt ist mir klar geworden, wie wichtig dieses Vertrauen ist.

Über Jahre hinweg habe ich ihn alle drei Monate gesehen. Ich freute mich immer sehr auf diese Gespräche. Er erzählte mir von früher, Geschichten aus seinem Beruf und über seine Patienten. Ein ums andere Mal steuerte er köstliche Anekdoten bei. So konnte er bei der Vorstellung bleiben, dass ich für ihn da war. Zu meiner Freude ist er letztendlich sehr alt geworden.«

ZUSÄTZLICHE ZEIT

Lungenarzt
Wouter van Geffen (33)

»Sie war mit Rückenschmerzen zum Hausarzt gegangen, aber wer denkt bei einer Frau von Anfang zwanzig, die nicht raucht, schon an das Allerschlimmste? Als sie Atemnot bekam und eine Aufnahme ihrer Lungen gemacht wurde, zeigte sich, woran es lag: Sie hatte eine seltene, sehr aggressive Form von Lungenkrebs, der schon heftig gestreut hatte. Die Krankheit jagte durch ihren Körper. Sie wurde blind. Die Krebszellen befielen die Rückenwirbel, was eine Querschnittslähmung zur Folge hatte.

Als sie zu mir in die Sprechstunde kam, hatte sie schon Chemotherapie und Bestrahlungen hinter sich. Soeben war ein neues Mittel auf den Markt gekommen, das auf ihren Krebstyp ausgelegt war. Das wollten wir ihr geben. Genesung ausgeschlossen, aber vielleicht konnten wir ihr damit noch etwas mehr Zeit verschaffen. Sie nahm das neue Mittel erst seit Kurzem, als ihr ein weiteres Unheil widerfuhr: Sie bekam eine schwere Lungenentzündung. Die Antibiotika, die wir ihr verabreichten, brauchten ein wenig Zeit, um anzuschlagen, aber diese Zeit gab es nicht. Sie hatte solche Atembeschwerden, dass sie kaum noch Sauerstoff aufnehmen konnte, und wir wussten, was das bedeutete: Sie würde immer flacher atmen und die Abfallstoffe in ihrer Lunge nicht mehr loswerden können. Wenn wir nichts unternahmen, würde sie noch in der Nacht sterben.

Es gab nur eine Option, sie über die Nacht zu bringen und die folgenden Tage überstehen zu lassen: Wir mussten sie mithilfe einer Sauerstoffmaske beatmen, einer Maske, die sehr fest über Nase und Mund fixiert wird. Aber schwerkranke Patienten vertragen diese Maske oft nicht, das Gerät nimmt ihnen die Atmung ab, und das fühlt sich ziemlich beängstigend an. Sie hatte noch diese eine Chance, und die war klein. Ich stand an ihrem Bett und hatte starke Zweifel. Wenn es mit der Beatmung nicht funktionierte, würden wir ihr Leiden bloß verlängern. Und wenn es funktionierte – bedeutete die gewonnene Zeit für sie dann auch Qualität? Ich dachte bei mir: Sind wir auf dem richtigen Weg? Sie sollte eigentlich vergnügt sein, in einer Kneipe stehen, ein schönes Leben haben.

Ich erklärte ihr, dass es nicht gut um sie stand. Sie schnappte nach Luft, konnte nur ein paar Worte nacheinander sprechen, aber sie war wild entschlossen. ›Ich will es‹, sagte sie. Und was dann geschah, werde ich nie vergessen. Es klappte mit der Beatmung, die Antibiotika taten ihr Werk, und dann schlug auch das neue Krebsmedikament an. Die Tumorzellen wurden zurückgedrängt, nach ein paar Tagen konnte sie wieder etwas sehen, aufrecht sitzen, die Beine bewegen und war nicht mehr inkontinent. Sie kehrte nach Hause zurück und hat dort noch anderthalb Jahre gelebt – zusätzliche Zeit, die sie als erfüllend empfand. Für diese Frau, die um jeden Tag kämpfte, war das ein ganzes Leben.

Dieser Moment an ihrem Bett hat mir die Augen geöffnet. Ich hatte mein Urteil über die Qualität ihres Lebens gefällt – aber für sie bedeutete Lebensqualität inzwischen etwas ganz anderes. Man sagt es so leicht: Wenn ich plötzlich gelähmt wäre oder wenn es mit mir radikal bergab ginge, dann würde ich nicht mehr weiterwollen. Aber diese Grenze ziehen wir meistens, wenn wir noch gesund sind. Jetzt weiß ich, dass wir erst dann sagen können, wie weit wir gehen wollen, wenn das, wovor wir uns so sehr gefürchtet haben, eintritt. Und wenn es so weit ist, auch das habe ich gelernt, verschiebt sich diese Grenze. Ich weiß inzwischen, wie schwer es ist, als gesunder Mensch – und schon gar als Arzt – zu beurteilen, wo Lebensqualität anfängt und wo sie aufhört. Was für uns nichts mehr wert zu sein scheint, kann für einen Kranken die ganze Welt bedeuten.«

GEWISSENSFRAGE

Hebamme
Marianne Wigbers (54)

»Es war ihr erstes Kind, und nichts wies darauf hin, dass es Probleme geben könnte. Kurz zuvor war sie mit ihrem Mann in unser Dorf gezogen. Beide hatten sie einen anstrengenden Job, ein prall gefülltes Leben. Zwei Menschen, die Karriere machten, aus der Großstadt kamen. Ich schätzte sie falsch ein, das gebe ich zu, und ich war überrascht von der Entscheidung, die sie treffen sollten.

Beim ersten Ultraschall war noch alles in Ordnung. Aber als sie im nahe gelegenen Krankenhaus die übliche Ultraschalluntersuchung nach zwanzig Schwangerschaftswochen machen ließ, war man dort alarmiert und rief sofort ihren Gynäkologen an. Der erkannte auf den Aufnahmen gleich, was vorlag: Das ungeborene Baby hatte einen offenen Bauch. Neben dem Nabel befand sich ein Loch, durch das die Därme austraten. Sie schwammen in einer Hautblase außerhalb des Körpers. Zudem hatte das Kind eine Herzanomalie. Der Gynäkologe bot sofort an, die Schwangerschaft abzubrechen. ›Das ist eine sehr ernste Sache‹, sagte er, ›Sie können es jetzt noch wegmachen lassen.‹

Ich weiß, es gibt Eltern, die lieber kein Kind mit einer Behinderung bekommen möchten und sich für einen Schwangerschaftsabbruch entscheiden, wenn im Ultraschall eine Anomalität zu erkennen ist. Auch die Gesellschaft scheint kritischer geworden zu sein. Wer heutzutage ein Kind mit Down-Syndrom auf die Welt bringt, muss sich fast dafür rechtfertigen. Aber diese jungen Eltern reagierten völlig anders. Geradezu empört lehnten sie beide den Vorschlag des Gynäkologen ab. ›Wegmachen lassen? Da gibt's nichts zu diskutieren. Kommt überhaupt nicht infrage‹, sagten sie.

Ihr Kind wurde am Befreiungstag, dem 5. Mai, geboren. Es war ein Mädchen, sie nannten es Fenne. Ich war bei der Geburt nicht dabei, sie fand in der etwas weiter entfernten Universitätsklinik statt. Aber an dem Tag hielt ich mich anlässlich einer Versammlung unserer Berufsvereinigung in der Gegend auf und beschloss, im Krankenhaus vorbeizugehen. Die junge Mutter kam langsam wieder zu sich, das Kind war sofort operiert worden. Der Eingriff war unkomplizierter verlaufen, als die Ärzte erwartet hatten. Das Loch im Bauch war geschlossen. Der Herzfehler schien nicht so gravierend zu sein.

Wir haben danach oft darüber gesprochen: Diese Eltern waren so stark, dass auch ich mich gestärkt fühlte. Sie haben sich für das Leben ihres Kindes entschieden. Das war zugleich eine deutliche Botschaft, eine Antwort auf die Gewissensfrage, die sich auch anderen jungen Eltern stellt. Heutzutage, da Abweichungen von der Norm in pränatalen Untersuchungen schon früh sichtbar werden und ein Schwangerschaftsabbruch auf Verständnis stößt, scheint es, als wäre die Welt machbar geworden. Doch wenn ungeborene Kinder eine

Fehlbildung haben, bedeutet das nicht, dass ihr Leben wertlos ist. Die Möglichkeit, ihr Kind nicht zur Welt kommen zu lassen, kam diesen angehenden Eltern nicht in den Sinn.

Man muss schon sehr stark sein, wenn der Gynäkologe eine so traurige Nachricht überbringt und einen Schwangerschaftsabbruch vorschlägt. Dazu kommt, dass man im Vorhinein gar nicht weiß, was einen erwartet und wie schwer die Behinderung sein wird. Ich war davon ausgegangen, dass ein behindertes Kind nicht in das Leben dieser hart arbeitenden Menschen passen würde, aber da habe ich mich gründlich geirrt. Das hat mich gelehrt, dass wir niemals voraussagen können, wie sich andere Menschen entscheiden.

Ich habe darüber nachgedacht, ob ich den Gynäkologen auf seine damalige Einschätzung ansprechen soll. Die Probleme, die er vorausgesehen hatte, sind nicht eingetreten. Fenne ist inzwischen ein süßes, achtjähriges Mädchen. Ihr fehlen die Bauchmuskeln an einer Seite, aber damit kann sie, dank Physiotherapie, umgehen. Über die Herzanomalie ist sie hinausgewachsen. *Hauptsache, es ist gesund*, wie oft bekommen angehende Eltern das zu hören. Dieser Wunsch wird viel zu leicht ausgesprochen, obwohl der Gedanke dahinter gar nicht stimmt, das weiß ich inzwischen. Diese Eltern haben mir vor Augen geführt, wie stark und bedingungslos die Liebe zu einem Kind sein kann.«

KLEINE ERFOLGE

Krankenpfleger
Joost Meesters (33)

»Richard war Teamleiter auf der Anästhesie des Krankenhauses hier in der Gegend. Ein Mann, der unglaublich gut organisieren konnte und sich im Lauf von dreißig Jahren hochgearbeitet hatte. Er war unverzichtbar geworden beim Erstellen sämtlicher Operationspläne. Vor ein paar Jahren begann es den Kollegen aufzufallen, dass er Dinge vergaß. Als er das Gefühl hatte, die Kontrolle zu verlieren, fing er an, sich Notizen zu machen. Seine Frau fand später einen Haufen Notizbücher, die er, lange bevor sie die ersten Anzeichen bemerkt hat, vollgeschrieben hatte. Seine Vergesslichkeit hatte offenbar schon viel länger eine Rolle gespielt, als sie annahm.

Es dauerte eine Weile, bis die Diagnose vorlag. Wer kommt auch bei einem noch nicht mal sechzigjähren Mann auf Alzheimer? Eine Zeit lang ging er in eine Tagesklinik, bis es zu Hause zu schwierig wurde. Dann bekam er hier bei uns einen Platz, in der Abteilung für junge Demenzkranke. Am

Tag der Aufnahme erwarteten wir ihn hier, zusammen mit seiner ganzen Familie. Er kam herein und machte ein großes Wiedersehensfest daraus. Er gab jedem die Hand, bedankte sich, dass wir gekommen waren, und das Lächeln wich nicht aus seinem Gesicht. Seine Frau erzählte ihm, dass er von nun an hier wohnen würde, und fing an zu weinen. Da legte er seinen Arm um sie und tröstete sie, ohne zu begreifen, weshalb sie so traurig war. Es war sehr anrührend und bewegend. Die Krankheit Alzheimer wird immer als ein Weg voller Leid gesehen, aber er ließ es für einen Augenblick wie das Gegenteil aussehen.

Wir merkten schnell, dass wir ihn überschätzt hatten, er war schon weiter weg, als wir angenommen hatten. Ich konnte ihm wenig beistehen. Er wurde oft böse, wenn ich ihm helfen wollte. Für ihn war ich der Rotzbengel, der nur mal eben gucken kam. Dann beschloss ich in Absprache mit meinen Kollegen, die Sache anders anzupacken. Dieser Mann, der große Planer im Krankenhaus, der die Betriebsfeste organisiert hatte, das Herzstück der Karnevalsband und die Stimmungskanone in einem großen Freundeskreis gewesen war, der musste seine Rolle als Manager zurückbekommen. ›Mensch Richard‹, sagte ich, während ich auf seine Schnürsenkel stierte, ›wie soll ich das denn bloß anstellen?‹ Dann gab er mir Anweisungen, sodass ich ihm die Schuhe ausziehen konnte. Oder ich reichte ihm ein Glas Apfelmus, das geöffnet werden musste; wenn er dann den Deckel glücklich abgeschraubt hatte, schenkte er uns ein großes Grinsen. Kurz nach seiner Aufnahme wurden bei uns neue Waschmaschinen installiert. Richard hatte sich aus einer Zeitung Seiten herausgerissen und sortiert; nun stand er, mit seiner ›Betriebsanleitung‹, bei den Monteuren und erklärte ihnen, wie sie vorgehen sollten. Er ist förmlich aufgeblüht. Wenn wir im Team auf dem Flur stehen, um etwas zu besprechen, kommt Richard vorbei, nickt uns zu und weist jedem von uns bestimmte Aufgaben zu.

Auf unserer Station gibt es viele Menschen, die die Welt nicht mehr begreifen, aber noch mitten in ihr stehen. Oftmals haben sie noch kleine Kinder, die langsam ihren Vater verlieren, oder leben mit jemandem, der oder die ein Leben vor sich hat und es plötzlich ganz anders ausfüllen muss. Zusammen versuchen wir, dem Leiden an Alzheimer einen schönen Rahmen zu geben. Richard hat mich erkennen lassen, dass die Krankheit nicht tiefschwarz sein muss. Es kann auch Glücksmomente geben. Die Demenz bringt es mit sich, dass man sich mit kleinen Erfolgen begnügen muss. So ein Grinsen über einem Glas Apfelmus ist unbezahlbar.

Neulich, als er müde war und schlafen gehen wollte, lief er ganz in Gedanken an seinem Zimmer vorbei. Ich rief ihn zurück. ›Wolltest du nicht ins Bett?‹, fragte ich ihn. ›Ach ja, stimmt‹, sagte er, ›ab und zu vergesse ich auch mal was.‹ Da mussten wir beide sehr lachen.«

LEBENSLUST

Tierarzt
Ko Schoenmakers (52)

»Die Hündin kam aus Rumänien, wo sie kurz nach der Geburt eine Querschnittslähmung erlitten hatte. Sie war schwer behindert: Die Hinterläufe waren gelähmt, und sie war inkontinent. Eine Niederländerin hatte sie gerettet, sie hatte sie zu sich genommen und kümmerte sich liebevoll um das Tier. Jeden Tag legte sie ihr eine Windel an. Sie hatte eine Karre bauen lassen, eine Art Minirollator, in dem ihre Hinterbeine hingen, sodass sie immerhin selbstständig herumlaufen konnte. Eine Zeit lang ging das gut, bis die gelähmten Hinterpfoten Verschleißerscheinungen zeigten. Sie schleiften den ganzen Tag kraftlos über den Boden, waren wund und entzündeten sich. Da der Hund keine Schmerzen verspürte, begann er hineinzubeißen. Das ging so nicht weiter, es musste etwas geschehen.

Der Tierarzt, den sie aufsuchte, erklärte ihr, dass sie die beiden Hinterpfoten amputieren lassen könne, aber das würde eine Menge kosten. Sie könne das Tier auch einschläfern lassen, es hätte ja schon starken Schaden genommen, und seine Zukunft sehe nicht rosig aus. Sie rief bei mir an, um eine zweite Meinung einzuholen.

Ich war skeptisch, als ich die Geschichte hörte. Ein Tier mit einer Windel in einem Gestell – mussten wir das denn wirklich noch zusammenflicken? War das im Sinne des Tiers? Ging das nicht zu weit?

Und dann steckte dieses Hündchen den Kopf zur Tür herein, eine junge hellbraune Terrierhündin mit einem pfiffigen Gesicht. Sie strahlte eine enorme Lebenslust aus, wackelte mit ihrem Wägelchen ins Zimmer, keineswegs beeinträchtigt durch die herunterbaumelnden Hinterpfoten. Ich blickte in zwei funkelnde Augen, und alle Zweifel waren wie weggewischt: Diesem Tier mussten wir wirklich helfen.

Mittels Crowdfunding haben wir Geld gesammelt, um ihr die bestmögliche Behandlung zukommen zu lassen. Wir haben sie umsonst operiert, nur das Material in Rechnung gestellt. Ein Prothesenbauer war bereit, zum Selbstkostenpreis Prothesen für sie herzustellen. Die waren nötig, um die Beinstümpfe zu schützen und den hinteren Körperteil so gut wie möglich in dem Gestell zu platzieren. Der kleine Rollator wurde entsprechend angepasst.

Es war ein großer Erfolg. Die Hündin konnte hinterher noch besser laufen, sie flitzte mit ihrem Wägelchen so schnell herum, dass sie manchmal irgendwo hängen blieb. Dann setzte sie ein Stück zurück, um dann umso schneller weiterzufahren. Es ist faszinierend, zu sehen, wie sich ein Tier den Umständen anpassen kann.

Es kommt öfter vor, dass ein Tier Gefühle in mir weckt, aber den Moment, als mich diese Hündin ansah, vergesse ich nie. In ihrem Blick lag eine solche Unbedingtheit, dass ich auf der Stelle überzeugt war. Diese fröhliche kleine Terrierhündin hat mir gezeigt, dass ich mich in meiner Arbeit auf meine Wahrnehmung verlassen kann. Natürlich muss ich kritisch bleiben und mich immer wieder fragen, ob ich mit einer Behandlung dem Tier wirklich helfe, aber mein Gefühl kann mich dabei leiten. Die Tiere selbst tun es ja auch: Sie verlassen sich auf ihren Instinkt.

Die Hündin ist meine Patientin geworden. Es ist zwei Jahre her, dass sie bei mir in die Praxis hineingelaufen kam, und es geht ihr gut. Ich wurde in einer Frage, in der es um Leben und Tod ging, um Rat gebeten und empfand das als eine schwere Verantwortung. Nun weiß ich, dass ich richtig entschieden habe, und immer, wenn ich diese verspielte, aufgeweckte Hündin wiedersehe, kommt es mir so vor, als würde sie mich dafür belohnen.«

FALSCHGELEGEN

Anästhesist
Rob Slappendel (58)

»Sie wurde gegen zehn Uhr abends bei uns auf der Notaufnahme eingeliefert. Bewusstlos, blutüberströmt, das Gesicht völlig ramponiert und Knochenbrüche im ganzen Körper. ›Suizidversuch‹, sagten die Rettungssanitäter, sie war aus dem achten Stock gesprungen. Ihr Mann bestätigte die Geschichte. Sie wurde rasend schnell in den Operationssaal gebracht, wo sich ein großes Team daranmachte, ihr Leben zu retten.

Ich war im zweiten Jahr meiner Anästhesieausbildung, durfte aber schon selbstständig arbeiten, so konnte ich sie die ganze Nacht über auf dem Operationstisch im Auge behalten, während die Chirurgen ohne Unterbrechung durcharbeiteten. Der allgemeine Chirurg, der Gefäßchirurg, der plastische Chirurg, der Neurochirurg, der Kieferchirurg, der HNO-Arzt – ich habe nie so viele Ärzte kommen und gehen sehen. Nach der Hälfte der Nacht begann ich, mich zu fragen, welchen Sinn all diese Anstrengungen hatten. Hier lag eine junge Frau, die hatte sterben wollen, und wir bemühten uns nach Kräften, den entstandenen Schaden wieder zu reparieren. War es nicht nutzlos, so viel Energie da hineinzustecken? Um acht Uhr morgens wurde ich abgelöst, die Chirurgen waren mit ihrer Arbeit noch lange nicht fertig.

Als ich um sechs am Abend wieder zum Dienst kam, waren sie noch immer mit ihr beschäftigt. Mir wurde klar, dass eine so lang andauernde Narkose ernste Risiken mit sich bringen konnte, und besprach meine Zweifel mit dem Chefarzt. Der kam, um sich die Sache anzuschauen, und beschloss, dass die Grenze erreicht war. Nach vierundzwanzig Stunden wurde die Operation abgebrochen. Ich brachte die Frau auf die Intensivstation und behielt sie in den folgenden Tagen im Auge. Sie wurde künstlich beatmet, aber die Narkose hatte sie gut überstanden. Dann verschwand sie aus meinen Gedanken.

Bis ich zwei Monate später mein Praktikum auf der Intensivstation antrat. Ich nahm mir die Dossiers aller Patienten vor und begegnete plötzlich meinem eigenen Narkosebericht. Er steckte in der Akte der jungen Frau, sie lag immer noch auf der Intensivstation. Es hatte schwere Komplikationen gegeben, sie hatte einige üble Infektionen überstanden, wurde immer noch beatmet und war ohne Bewusstsein. Was für eine Zeitverschwendung, dachte ich.

Nach ein paar Monaten ging es ihr allmählich besser, und sie konnte vom Beatmungsgerät genommen werden. Eine gute Nachricht, dachten wir. Aber nachdem wir ihren Mann auf den neuesten Stand der Dinge gebracht hatten, merkten wir, dass er auf einmal weniger oft zu Besuch kam. An dem Tag, an dem wir den Beatmungsschlauch aus ihrer Luftröhre entfernten, wurde sie schnell hellwach. Endlich, nach Monaten, konnten wir mit ihr sprechen, und ihre ersten Worte hauten uns komplett um. Sie sagte: ›Mein Mann hat mich vom Balkon gestoßen.‹

Wir waren zutiefst bestürzt. All die Monate waren wir davon ausgegangen, dass sie einen Suizidversuch unternommen hatte. Sie hat dann noch im Krankenhaus Anzeige erstattet, Polizeibeamte kamen zu ihr ans Bett, um ihre Aussage zu Protokoll zu nehmen. Ihr Ehemann wurde festgenommen und gab den Mordversuch ziemlich schnell zu.

Ich habe mich entsetzlich geschämt für all die negativen Gedanken, die ich ihr gegenüber gehabt hatte. Von der Nacht der Operation bis zu dem Moment, als sie vom Beatmungsgerät befreit werden konnte, hatte ich am Sinn der ganzen Behandlung gezweifelt. Wie unangemessen war diese Einstellung gewesen! Seitdem hat sich mein Einsatz für die Patienten vollkommen geändert. Alter, Geschlecht, Beruf oder Vorgeschichte, ob es sich nun um Mord oder Suizid handelt, es ist egal. Ich habe begriffen, dass jeder Mensch Hilfe verdient. Die unerwartete Wendung in der Geschichte dieser Patientin hat mich nicht nur im Hinblick auf meinen Beruf verändert, sondern auch meine Einstellung zum Leben überhaupt. Ich beschäftige mich seitdem viel mehr mit dem Hintergrund der Menschen und versuche, zu verstehen, was sie bewegt.«

ZEITDRUCK

Hausärztin
Janny Dekker (67)

»Meine Kollegin war in Schwangerschaftsurlaub gegangen, und ich hatte zugesagt, während ihrer Abwesenheit einen Teil ihrer Patienten zu übernehmen. Es schien überschaubar, sie würde vier Monate lang weg sein. Aber ich merkte doch schnell, dass es mir zu viel wurde. Ich hatte lange Arbeitstage und auch noch eine Forschungsstelle an der Universität. Im Nachhinein sehe ich ein, dass ich mich selbst überschätzt habe. Damals fand ich, die zusätzliche Arbeit müsste zu schaffen sein.

In dieser Zeit kam eine ältere Frau zu mir in die Sprechstunde. Ich kannte sie gut. Seit dem Tod ihres Mannes einige Jahre zuvor umgab sie etwas Trauriges, Tristes. Sie erzählte, sie habe Blut im Stuhl, und meinte selbst, das käme von Hämorrhoiden, denn die hatte sie früher schon mal gehabt. Ich untersuchte sie, es stimmte, was sie sagte, und ich ging davon aus, dass ihr Blutverlust davon herrührte. Sie sah blass aus, wie mir später bewusst wurde, aber das schob ich beiseite.

Ich hatte es zu eilig, um es richtig zu mir durchdringen zu lassen, dass sie schlecht aussah, die Sprechstunde war fast vorbei. Wahrscheinlich hat sie keinen Appetit, dachte ich, das ist ganz logisch, wenn man das Leben nicht mehr so schön findet.

Ich habe sie danach noch einmal zur Blutdruckkontrolle gesehen, aber auf den Blutverlust kam sie nicht mehr zu sprechen. Ich hätte sie fragen müssen, wie es ihr ging, aber ich war froh, dass das Gespräch kurz war, sodass ich ein wenig Zeit einholen konnte. Später sagte sie, sie habe durchaus bemerkt, dass ich sehr viel zu tun hatte. Sie war eine nüchterne Frau aus Groningen, sie machte nicht viele Worte. Sie wollte nicht klagen.

Ein paar Monate später kam sie wieder. Sie war sehr müde und hatte stark abgenommen. Sie schien unter Blutarmut zu leiden. Eine Darmuntersuchung brachte die Ursache ans Licht: Sie hatte Darmkrebs, er hatte bis in die Leber gestreut. Es war nichts mehr zu machen.

Ich ging zu ihr, um ihr den Befund zu überbringen. Mit Blei in den Gliedern. In der Nacht davor hatte ich schlecht geschlafen. Ich fühlte mich schuldig, weil ich sie nicht eher hatte untersuchen lassen. Vielleicht hätte es für die Prognose gar nicht viel ausgemacht, wenn der Krebs ein paar Monate früher entdeckt worden wäre. Damit versuchte ich, mich zu beruhigen. Aber dennoch: Es waren Signale zu sehen gewesen, und mir waren sie entgangen.

Ich hatte erwartet, dass sie mir Vorhaltungen machen würde, aber es geschah etwas ganz anderes. Sie sah, wie betroffen ich war, und fing an, mich aufzubauen. ›Ach, Frau Doktor‹, sagte sie, ›nehmen Sie es sich doch nicht so zu Herzen, das ist wirklich nicht nötig.‹ Für sich selbst fand sie das alles gar nicht so schlimm. Sie war alleinstehend und hatte bis zum Tod ihres Mannes ein gutes Leben gehabt.

Sie kehrte die Rollen um: Ich, die gekommen war, um sie zu trösten, wurde nun selbst getröstet. Ich war unglaublich erleichtert durch ihre Worte, ich konnte kaum fassen, dass sie mir so viel Verständnis entgegenbrachte. Aber mir war auch klar, dass mich der große Zeitdruck, den ich mir freiwillig aufgeladen hatte, in meiner Aufmerksamkeit geschwächt hatte. Und so habe ich durch diese Frau eine wichtige Lektion gelernt: Ich darf meine Grenzen nicht zu sehr überschreiten. Ich habe mir eine Coachin gesucht. Sie hat mich gelehrt, frühzeitiger Nein zu sagen, und dass weniger zu tun oft mit mehr Qualität verbunden ist.

Wenn ich nun doch einmal unter Zeitdruck stehe, denke ich an diese besondere Patientin aus Groningen zurück. Durch sie habe ich erkannt, dass es im Leben Zeit zum Reflektieren geben muss, Zeit zum Nachdenken und Zeit, um zurückzublicken.«

TIEFE RUHE

Geriater
Jan Lavrijsen (58)

»Sie lag schon gut fünf Jahre im Pflegeheim, eine Frau Anfang vierzig, die nach einem schweren Unfall und Komplikationen das Bewusstsein nicht wiedererlangt hatte. Vor dreißig Jahren, als ich meine Laufbahn als Arzt begann, lagen Patienten wie sie in Pflegeheimen oftmals in Hinterzimmern. Eine vergessene Gruppe, aus medizinisch-wissenschaftlicher Sicht. Ihre Lage war aussichtslos, und sie konnte sich über Jahre hinziehen.

Tagsüber waren ihre Augen geöffnet, aber ein gezielter Kontakt war nicht möglich. Oft war sie unruhig, sie wurde regelmäßig von unkontrolliertem Zwangsweinen gepackt. Trotz der Bemühungen eines Physiotherapeuten hatten sich ihre Arme, Hände und Finger gekrümmt. Sie wurde durch eine Nasensonde ernährt, erbrach den Schlauch aber immer wieder, mit viel Schleim und manchmal mit Blut. Dann bekam sie schwere Atemnot und lief blau an. Wir fürchteten manchmal, dass sie daran ersticken könnte, dass sie eines

Tages auf menschenunwürdige Weise zu Tode kommen würde.

Für jeden von uns wurde es zu einer Tortur, die Nasensonde immer wieder aufs Neue einzuführen. Es bestand die Möglichkeit, die Frau durch einen Zugang im Magen zu ernähren, aber dafür hätte sie operiert werden müssen. War das in ihrem Interesse? Verlängerten wir damit nicht nur ihren aussichtslosen Zustand? Wir sprachen mit ihrer Familie und ihrem Hausarzt. Ihre Antwort war eindeutig: Das würde sie nicht gewollt haben.

Wir haben uns ausführlich mit Kollegen, dem ganzen Team, einem Seelsorger, einem Ethiker und einem Juristen beraten; letzten Endes beschloss ich, dass wir sie nicht operieren lassen würden. Beim nächsten Mal würden wir die Sonde nicht wieder einführen. Der Familie gegenüber übernahm ich die Verantwortung dafür, dass eine weitere Behandlung aus medizinischer Sicht nicht mehr sinnvoll war.

Wir wussten nicht, ob es erlaubt war, eine solche Behandlung abzubrechen. Uns war kein Beispiel, keine Rechtsprechung bekannt. Ich erinnere mich an den Moment, als mich die Krankenschwester anrief, um mir mitzuteilen, dass die Sonde wieder draußen war. Monatelang hatten wir darüber gesprochen, jetzt musste geschehen, worauf wir uns so lange vorbereitet hatten. Ich habe mich zu der Patientin ans Bett gesetzt, allein, und habe ihr erklärt, was ich zu tun gedachte. Ich musste spüren, ob ich die Entscheidung tragen und auch durchhalten konnte. Es war ein letzter Kontaktversuch. Ich habe ihr gesagt, dass dies meiner Überzeugung nach für sie die beste Lösung war.

Es kam eine tiefe Ruhe über sie. Nach einer Woche ist sie würdevoll gestorben, gut sechs Jahre nach dem Unglück, das ihr das Bewusstsein raubte. Die Familie war traurig, aber erleichtert. Nach einer Untersuchung wurde auch juristisch festgestellt, dass alles mit rechten Dingen zugegangen war.

Die beeindruckende Geschichte dieser Frau hat meinen Blick auf unseren Beruf verändert. An ihrem Bett habe ich mir eine grundsätzliche Frage gestellt: Wie kann ich ihr am besten helfen, was kann ich als Arzt noch für sie erreichen? Die Antwort auf diese Frage und die Konsequenzen daraus zogen eine Veränderung in meinem Denken nach sich. Die Frage durfte nicht länger lauten: Habe ich das Recht, diese Behandlung abzubrechen? Sondern: Darf ich als Arzt so weitermachen, ohne konkretes Behandlungsziel und ohne sicher zu wissen, ob die Patientin damit einverstanden wäre? Inzwischen haben wir Ärzte in Pflegeheimen ausgebildet, wir haben Untersuchungen angestellt und überlegen nun, welche Pflege für Patienten mit lang währenden Bewusstseinsstörungen das Beste ist.

So steht diese Frau, eine Familienmutter, an der Wiege unseres Fachgebiets. Sie hat mir das Wesentliche meiner Rolle als Arzt vor Augen geführt, das, was Heilkunde im Kern bedeutet: Wir müssen uns jeden Tag wieder neu anschauen, ob das, was wir tun, sinnvoll ist. Gute Ärzte wissen nicht nur, wann sie mit einer Behandlung beginnen müssen, sondern auch, wann und wie sie damit aufhören müssen. Das habe ich vor langer Zeit von dieser Patientin gelernt. Manchmal ist es das Beste, nichts zu tun.«

ABGELEHNT

Klinische Sozialarbeiterin Tineke Westdijk (56)

»Die Krankenschwester, die mich anrief, klang nervös, fast panisch. Sie war eben bei einer Geburt dabei gewesen, und das neugeborene Kind hatte das Down-Syndrom. ›Du musst sofort kommen‹, sagte sie zu mir, ›die Mutter will nichts damit zu tun haben, sie will das Baby nicht.‹ Die Kreißsäle lagen im sechsten Stock der Klinik, ich nahm den Aufzug und hatte nur wenige Minuten Zeit zum Nachdenken. Wie sollte ich vorgehen? Ich hatte keine Vorstellung davon, was mich erwartete.

Als ich in das Zimmer kam, lag die Mutter mit dem Rücken zu ihrem Kind, sie wollte es nicht sehen. Der Vater kam auf mich zugestürzt und sagte, noch bevor er mich begrüßte, einen Satz, der mir heute, nach zwanzig Jahren, noch immer eine Gänsehaut über den Rücken jagt: ›Dieses Vögelchen muss raus aus dem Nest.‹

Ich sah nach dem Kind, es war ein Mädchen. Die Krankenschwester lief unruhig hin und her. Sie hatte schon versucht, die Mutter zu überzeugen, hatte gesagt, dass auch Kinder mit Down-Syndrom lieb und fröhlich sein können, aber es hatte alles nichts geholfen.

Ich habe zunächst ganz ruhig mit ihnen gesprochen. Die Mutter war traurig, vor allem aber wütend. Die ganze Schwangerschaft über hatte sie das Gefühl gehabt, dass etwas nicht stimmte, hatte geahnt, dass ihr Kind behindert war, aber die Hebamme hatte ihre Sorgen immer abgetan. Damals gab es noch kaum pränatales Screening. Die Frau war jung, die Kontrolluntersuchungen ergaben nichts Außergewöhnliches, es bestand kein Anlass für eine Sonderuntersuchung. Und nun zeigte sich, dass sie die ganze Zeit über recht gehabt hatte. Warum hatte die Hebamme nicht auf sie gehört? ›Wir schaffen das als Eltern nicht‹, sagte die Frau.

Das Baby musste medizinisch untersucht werden, die Kinderabteilung lag ein paar Stockwerke tiefer. ›Prima‹, sagte seine Mutter, je weiter weg, desto besser. Ihre Haltung rief in der Klinik viele Emotionen hervor. Ärzte und Pflegekräfte waren entsetzt und empört. ›Wie kann man als Mutter nur so sein und sein eigenes Kind ablehnen?‹, fragten sie. Sie schlugen vor, die Meldestelle für Kindesmisshandlung anzurufen, das Kind müsse von den Eltern getrennt werden. Anfangs ließ ich mich von diesen Gefühlen anstecken, aber schon bald kamen mir Zweifel. Wenn man den Eltern Zeit gäbe und sie nicht so stark unter Druck setzte, wäre vielleicht eine Lösung möglich.

Am nächsten Tag ging ich mit ihnen auf die Kinderstation, da sah die Mutter ihre Tochter zum ersten Mal. Nach drei Minuten wollten sie beide wieder weg. Schritt für Schritt habe ich versucht, das Band zwischen ihnen und ihrem Kind zu stärken. Ich wies auf Einzelheiten hin, fragte, wem das Mädchen ähnlichsah. Der Vater ließ sich zunächst noch von der Abwehr seiner Frau leiten, doch allmählich begann er, Kontakt zu seiner Tochter zu suchen. Nach ein paar Tagen machte er ein Foto von ihr. Das erwies sich als ein Meilenstein. Danach ging es langsam besser.

Nicht zu schnell urteilen – das habe ich in dieser Zeit gelernt. Nach und nach begriff ich, woran es eigentlich lag. Ihre Ablehnung war aus Wut, aber auch aus Angst hervorgegangen. Die Eltern hatten eine falsche Vorstellung vom Down-Syndrom. Sie hatten Angst vor dem, was auf ihr Kind zukam, Angst, sie könnten sich als Eltern nicht richtig um es kümmern. Sie haben sich Videos von älteren Kindern mit Down-Syndrom angesehen, und so ist das Schreckensbild langsam verschwunden.

Seitdem verlasse ich mich in meiner Arbeit auf mein Gefühl. Denn meine Hoffnung hat sich zu guter Letzt als berechtigt erwiesen. Es hat zwei Monate gedauert, dann haben sie ihre Tochter aus der Klinik abgeholt und mit nach Hause genommen. Nach einem Jahr war alles in Ordnung. Das Mädchen begann, zu lachen und zu brabbeln, es entstand Kontakt zwischen ihnen. Man wünscht einem Kind liebevolle Eltern, aber man kann Liebe nicht erzwingen. Diese Liebe hatte Zeit nötig. Und die Zeit hat das Ihre getan.«

SELBST KRANK

Interventionsradiologe
Warner Prevoo (54)

»Ich wollte nur schnell eine CT-Aufnahme machen lassen. Schon seit etwa drei Monaten hatte ich einen blöden kleinen Husten, ihn aber nicht besonders beachtet. Ich dachte, es läge am Stress, bei uns war einiges los. Der Hausarzt vermutete eine Lungenentzündung, aber die Antibiotika brachten keine Besserung. Als ich mich wirklich schlecht zu fühlen begann, beschloss ich, mit dem Fahrrad zu meinem Krankenhaus zu fahren und zur Beruhigung eine CT machen zu lassen.

Zusammen mit meinen Kollegen betrachtete ich die Bilder von meiner Lunge, die in Fragmenten am Bildschirm erschienen. Solche Bilder hatte ich als Arzt schon oft beurteilt. Ich sah sofort, was los war. Oben eine abheilende Lungenentzündung. Darunter links ein richtiger Fleck, rechts ein paar schwarze Tupfer. Diagnose: Lungenkrebs im fortgeschrittenen Stadium.

Der Lungenarzt, mit dem zusammen ich häufig über Patienten nachgedacht hatte, war plötzlich nicht mehr mein

Kollege, sondern mein Arzt. Ich hatte sofort die Statistiken vor Augen: Meine Chancen waren minimal, nach fünf Jahren leben nur noch ein paar Prozent. Bis die Untersuchung ergab, dass der Tumor behandelbar war. Der Krebs reagierte sehr gut auf ein neues Medikament. Ich bekam noch etwas Zeit. Zweimal ist die Krankheit inzwischen zurückgekommen. Letzten Sommer wurde ein Teil meiner Lunge entfernt. Vergangenen Monat bekam ich eine Bestrahlung.

Sechzehn Jahre lang habe ich tagtäglich Krebspatienten behandelt, nun bin ich selbst einer. Seitdem ich am eigenen Leib erfahren habe, was Patienten alles durchstehen müssen, habe ich mich verändert. Erst jetzt wird mir klar, dass Ärzte überhaupt nicht wissen, wie sich Patienten fühlen. Wir kümmern uns um die medizinischen Aspekte von Krebs, es geht nur darum, die Krankheit zu bekämpfen. Für uns ist es zum Beispiel ganz normal, mit einer Hohlnadel etwas Gewebe aus der Lunge oder der Leber des Patienten zu holen, um prüfen zu können, wie die Krebszellen auf die Behandlung reagieren. Bei mir selbst wurde vor Kurzem eine solche Lungenbiopsie durchgeführt – von einem Kollegen, der einer meiner besten Freunde ist. Ich fand es furchtbar, dort zu liegen und mich vollkommen ausliefern zu müssen.

Alles, was wir Ärzte tun und sagen, hat eine nicht zu unterschätzende Auswirkung auf die Patienten, aber das machen wir uns viel zu wenig klar. Weil wir die Zeit nicht haben, schätze ich, und auch, weil wir nicht alle Emotionen der Patienten auf uns nehmen können. Das grüne Tuch, mit dem wir vor einem Eingriff den Patienten bedecken, dient nicht nur dazu, das Operationsgebiet einzugrenzen. Wir sehen dadurch auch den Menschen, der vor uns liegt, nicht mehr. Den Menschen schieben wir beiseite, unbewusst, dabei hat die Krankheit ungeheuere psychische Auswirkungen. Krebs ist ein emotionaler Tiefschlag, das weiß ich inzwischen. Du bist nie wieder wirklich beruhigt.

Ich war immer ein Arzt, der auch mal weinte und der manchmal einen Patienten in Gedanken mit nach Hause nahm. Trotzdem habe ich es mir früher manchmal zu leicht gemacht. Dann sagte ich zu den Patienten, dass ich sie verstehe und ihnen Kraft wünsche. Das sind hohle Worte, weiß ich nun, man muss vorsichtig damit sein. Ein Außenstehender hat überhaupt keine Ahnung, wie es in einem Patienten aussieht. Vielleicht sollten wir das ruhig benennen. Ärzte dürfen ihre eigene Unsicherheit zeigen. Man sollte einfach sagen, dass man nicht weiß, wie es dem anderen geht, dass man es schrecklich findet und sein Bestes tun wird.

Seit der Diagnose habe ich so viel wie möglich gearbeitet. Ich liebe meine Arbeit, sie macht mich glücklich, und vielleicht ist auch ein bisschen calvinistisches Arbeitsethos dabei: Wenn du arbeiten *kannst*, dann geh arbeiten. Ich bin nun drei Jahre weiter. Heimlich spiele ich mit meiner eigenen Prognose. Dass der Krebs zurückgekehrt ist, empfinde ich als große Enttäuschung. Ich hatte mir mehr ausgerechnet.

›Wir behalten dich noch eine Weile hier‹, sagte der Lungenarzt. Es wäre schön, wenn ich in zehn Jahren noch da sein könnte. Aber wenn ich das so sage, macht es mich auch schrecklich traurig.«

WEGGESTOPFT

Hausarzt
Hans van Santen (58)

»Er war nie bei mir in der Sprechstunde gewesen, und dann plötzlich gleich dreimal innerhalb kurzer Zeit. Seine Beschwerden konnte ich nicht einordnen: Kopfschmerzen, Bauchweh, Müdigkeit. Wenn ein Patient sich jahrelang nicht zeigt und dann gleich mehrfach, bin ich auf der Hut. Ich untersuchte ihn jedes Mal sorgfältig, nahm Blut ab, machte einen Ultraschall des Oberbauchs, aber das erbrachte alles nichts. Ich hatte das Gefühl, dass etwas anderes dahintersteckte.

Ich bat ihn, er möge einmal gegen Ende der Vormittagssprechstunde zu mir kommen, damit wir Zeit hatten, in Ruhe zu sprechen. Ich fragte ihn, ob es irgendetwas gebe, was ihm Sorgen bereitete oder ihn traurig machte. Zunächst wies er das von sich, aber dann erzählte er plötzlich, dass in seiner näheren Umgebung ein Kind sexuell missbraucht worden war. Und dass ihn diese Entdeckung tatsächlich ziemlich aus der Bahn geworfen hatte. Ich fragte, warum ihm das so naheging. Weckte es Erinnerungen? War ihm möglicherweise selbst etwas Ähnliches widerfahren?

Zögerlich rückte er mit seiner eigenen Geschichte heraus. Er war als Kind jahrelang von einem Familienmitglied sexuell missbraucht worden. Aber das liege alles lang zurück, sagte er entschieden, er habe inzwischen selbst eine Familie und eigentlich auch nie mehr daran gedacht. Doch war das wirklich so? Mir gegenüber saß ein Mann, der die Schrecken aus seiner Kindheit so tief in sich hineingestopft hatte, dass er kaum noch wusste, sie überhaupt selbst erlebt zu haben. Tief in eine Ecke gestopft und die Tür fest verschlossen. ›Können Sie sich vorstellen‹, fragte ich ihn, ›dass ein Zusammenhang besteht zwischen dem, was damals geschehen ist, und den Beschwerden, die Sie jetzt haben?‹

Er wurde ganz still, schien erstaunt über meine Vermutung. ›Könnte das denn sein?‹, fragte er. Auf mein Anraten suchte er sich Hilfe bei einem Psychologen, mit dem er lange Gespräche führte. Ganz allmählich verschwanden seine Beschwerden, und er konnte den Zusammenhang zwischen damals und heute erkennen. Ich habe mich darüber gewundert, wie tief er diese fürchterlichen Erlebnisse verdrängt hatte. Er konnte nicht glauben, dass sie Jahre später noch einen so starken Einfluss auf ihn hatten. Nach langer Zeit war die Tür plötzlich aufgegangen.

Ich habe ihn nie vergessen. Natürlich weiß man als Arzt, dass sich hinter diffusen Beschwerden oft etwas anderes verbirgt, eine Geschichte hinter der Geschichte. Die Erfahrung mit diesem Patienten hat mich gelehrt, dass ich manchmal tiefer graben muss, um die Vergangenheit zum Vorschein zu bringen. Aber die Vergangenheit kann so tief abgelegt sein, dass die Suche danach sowohl dem Patienten als auch dem Arzt einiges abverlangt.

Es gibt viele Menschen, die in ihrer Jugend geschädigt wurden. Oftmals zeigen sich die Folgen erst später im Leben, wenn Arbeit und Familie allmählich weniger Raum in Anspruch nehmen. Wer ein Trauma tief verdrängt hat, kann plötzlich Schlafstörungen oder Albträume bekommen. Ich merke, dass es für Patienten manchmal eine Erleichterung ist, über alte Verletzungen zu sprechen. Sie wissen, dass ihre Geschichte bei mir sicher aufgehoben ist.

Aber es kommt auch vor, dass eine solche Suche nichts erbringt, das Wühlen in der Vergangenheit kann auch bedrohlich sein. Es gibt Patienten, die etwas mit sich herumtragen, was sie überhaupt nicht ans Licht holen und worüber sie auf keinen Fall sprechen möchten. Das will ich nicht, Herr Doktor, sagen sie dann, lassen Sie's gut sein.

Ich verstehe durchaus, warum bei diesem einen Patienten die Tür zu den Erinnerungen so felsenfest verschlossen war. Sie waren im Grunde zu schmerzhaft, um hervorgeholt zu werden. ›Gut, dass es so gelaufen ist‹, sagte er, als ich ihn später einmal fragte, wie es ihm ging. ›Aber es war hart.‹«

ANGST, ZU STERBEN

Psychiaterin
Anne Speckens (53)

»Ich wurde zu ihm gerufen, weil er ängstlich und unruhig war. Ein noch junger Mann, erst Anfang vierzig. Er lag wegen Atemnot, Folge einer schweren Herzinsuffizienz, auf der Intensivstation. Die Ärzte wollten ihm ein Beruhigungsmittel geben, aber das durfte die Atmung nicht zu sehr beeinträchtigen; deshalb wurde ich um Rat gefragt. Ich hatte mein Examen gerade hinter mir und arbeitete als praktische Ärztin in der psychiatrischen Abteilung der Klinik.

Seine Patientenakte war zentimeterdick, und ich hatte nur wenig Zeit, um mir ein Bild zu machen. Ich erklärte ihm, warum ich vorbeikam, dass ich ihm helfen wollte, damit er etwas besser schlafen könne. Da erzählte er mir freimütig, warum er so unruhig war: Er hatte Angst, zu sterben. ›Wenn ich einschlafe‹, sagte er, ›werde ich vielleicht nicht mehr wach.‹ Die Vorstellung, dass er seine Frau und die Kinder nie mehr wiedersehen würde, war für ihn so beängstigend, dass er es nicht wagte, sich dem Schlaf anzuvertrauen.

Ich fühlte mich überfordert. Das Team der Intensivstation hatte mit keinem Wort angedeutet, dass er sterben könnte. Ich wusste nicht, wie ich reagieren sollte. Seine Kinder waren noch sehr klein. Ich glaube, ich fand das zu schlimm, um es näher an mich herankommen zu lassen. Ich habe ihm ein Medikament verschrieben und bin gegangen.

Am nächsten Morgen kehrte ich zurück auf die Intensivstation, um zu fragen, wie die Nacht für ihn gewesen war. Seine Akte lag nicht an ihrem Platz. Ich fragte eine der Schwestern, wie es ihm ging. Sie hatte viel zu tun und antwortete nur kurz. Ach, der ist letzte Nacht gestorben. Ich war wie vom Blitz getroffen. Ich stand einfach nur da, um mich herum kümmerte man sich schon um den Patienten, der seinen Platz einnehmen sollte. Logisch, Intensivbetten sind rar. Aber ich fühlte mich entsetzlich verloren. Mit dem für mich zuständigen Oberarzt habe ich nie darüber gesprochen. Meine Medikation war in Ordnung gewesen, nur das zählte.

Die Erfahrungen damals haben meine Laufbahn als Ärztin geprägt. Natürlich war es richtig, dass ich ihm ein Beruhigungsmittel verordnet hatte, aber etwas Wesentliches war dabei zu kurz gekommen: Es hätte jemand an seinem Bett sitzen müssen. Jemand, dem bewusst war, dass der Mann möglicherweise starb, und der seine Angst mit ihm aushielt. Ich hatte damals keine Ahnung, was ich für ihn hätte tun können. Es war Unvermögen, ein Mangel an Erfahrung.

Als Ärzte lernen wir vor allem, wie wir Patienten helfen können, gesund zu werden, aber wir lernen nur wenig darüber, wie wir sie beim Sterben begleiten können. Darüber sprechen wir lieber nicht, auch nicht auf der Psychiatrie. Um die Perspektive des Todes zuzulassen, muss man sich für das Leiden des anderen öffnen, man muss bereit sein anzuerkennen, dass das Leben endlich ist. Seit meiner Ausbildungszeit hat sich in dieser Hinsicht schon einiges getan, aber die Begleitung junger Ärzte ist noch verbesserungswürdig. Damit sie nicht vor einem Patienten erschrecken, der im Sterben liegt, so wie es mir geschehen ist.

An jenem Morgen vor dreißig Jahren wurde mir klar: Das will ich nicht. So sehr auf die technische Seite des Berufs fixiert möchte ich nicht sein, dass ich einem wirklichen Kontakt aus dem Weg gehe. Ich habe Achtsamkeit in meine Fachkompetenz integriert, und ich bin davon überzeugt, dass die damaligen Erfahrungen dabei eine große Rolle gespielt haben.

Inzwischen kann ich sehen, warum mich dieser Patient, sein Tod, so sehr getroffen hat. Ich hatte gerade erst als Ärztin begonnen und war noch unsicher. Nach seinem Tod fühlte ich mich sehr allein. Darauf müssen wir viel mehr achten. Die Heilkunde ist ein schwerer und emotionsgeladener Beruf, und es gibt noch immer wenig Unterstützung für junge Ärzte. Lasst uns besser aufeinander achten. Mal mit einem Kollegen, einer Kollegin einen Kaffee trinken gehen. Und lasst uns den Mut haben, die eigene Angst und Unsicherheit anzusprechen.«

SICHTBAR

Chirurg
Arnold van de Laar (49)

»Sie war meine siebte Patientin. Ich weiß das noch so genau, weil sie mich, kurz bevor sie in den OP-Saal geschoben wurde, fragte: ›Herr Doktor, haben Sie das schon öfter gemacht?‹ Und ich antwortete: ›Ja, schon sechsmal.‹ – ›Oh‹, sagte sie, ›dann ist es ja gut.‹ Sie war eine junge, stark übergewichtige Frau. Nach Jahren vergeblicher Versuche abzunehmen, war sie zu uns in die Klinik gekommen, um sich den Magen verkleinern zu lassen. Es war eine Operation, mit der ich auf Bitten von Kollegen einige Monate zuvor begonnen hatte.

Mit einigem Widerwillen, ehrlich gesagt. Ich operierte auch Patienten mit einem Leistenbruch oder mit Krebs, aber da konnte ich mir immer vorstellen, dass es auch mich hätte treffen können. Bei Adipositas konnte ich mir das nicht vorstellen. Ich selbst habe ein gesundes Normalgewicht, und es fiel mir schwer, mich in einen so dicken Menschen hineinzuversetzen. Als immer klarer wurde, dass eine Magenverkleinerung die übergewichtigen Patienten um einiges gesünder machen kann, dass sie ihren Diabetes und zu hohen Blutdruck loswerden können, war das Interesse der Internisten in meinem Krankenhaus geweckt. Sie fragten mich, ob ich diese Operation zukünftig übernehmen wolle.

Ich stimmte zu, aber meine Zweifel blieben. Wollte ich das wirklich weitermachen? Sollte ich wirklich diese Patienten operieren, obwohl ich nicht recht begreifen konnte, wie sie so hatten werden können? Natürlich begriff ich auf der Verstandesebene, dass ich zu ihrer Gesundung beitrug, aber ihre Problematik war für mich gefühlsmäßig schwer nachzuvollziehen.

Und dann, nach anderthalb Jahren, sah ich sie wieder, die Frau, die meine siebte Patientin gewesen war. Sie hatte sechzig Kilo abgenommen und gerade am *Dam tot Damloop*, dem jährlich stattfindenden großen Straßenlauf zwischen Amsterdam und Zaandam, teilgenommen. Ich beglückwünschte sie und fragte, wie es ihr ging. Sie erzählte, dass die Leute sie zum Teil nicht wiedererkannten. Auf der Arbeit wurde sie immer wieder gefragt, ob sie neu sei, und dann musste sie erklären, dass sie schon seit Jahren dort arbeitete.

Es war ihr vorher nie aufgefallen, aber jetzt, nachdem sie so viel Gewicht verloren hatte, spürte sie den schmerzlichen Unterschied: Die Menschen hatten sie früher, als sie noch dick war, nicht wahrgenommen. Früher kamen sie nicht auf sie zu, jetzt schon. In der Schule war sie gepiesackt worden, das war natürlich nicht schön gewesen, aber noch viel schlimmer waren damals, wie ihr nun bewusst wurde, die Mitschüler, die sie einfach ignorierten. Als existierte sie gar nicht, weil sie so dick war.

Ich dachte zurück an meine eigene Grundschulzeit. Im sechsten Jahr hatten wir ein sehr dickes Mädchen in der Klasse, das fürchterlich gepiesackt wurde. Ich weiß zwar, dass ich dabei selbst nicht mitgemacht habe, aber geredet habe ich nie mit ihr. Wie einsam muss sie sich gefühlt haben. Damals wurde auf Mobbing noch nicht geachtet, die Lehrer unternahmen nichts. Das Mädchen hat die Schule schließlich verlassen.

Ich kann mich an das Gespräch mit der Frau, die ich operiert hatte, noch sehr gut erinnern. Sie weinte, als ihr plötzlich klar wurde, was sie über Jahre hinweg vermisst hatte. Und ich begriff, während ich ihr gegenübersaß, wie stark wir alle von Vorurteilen geprägt sind. Wer anders aussieht, ist offenbar nicht wert, beachtet zu werden. Damit hatte ich mich vorher nie beschäftigt.

Nach diesem Gespräch bin ich voll eingestiegen. Es sind mittlerweile elf Jahre vergangen, und ich habe mehr als tausend Magenverkleinerungen durchgeführt. Diese eine Patientin hat mir die Augen dafür geöffnet, wie groß das stille Leiden von Übergewichtigen ist. Was sie mir erzählt hat, habe ich später von unzähligen anderen Patienten gehört. Die Menschen sehen dich nicht – oder nur im wörtlichen Sinn –, wenn du dick bist.

Inzwischen gehe ich froh gestimmt in den Operationssaal. Als Arzt will man Gutes tun, aber die Überzeugung kann man sich nicht allein aus den Lehrbüchern holen, man braucht die Bestätigung der Patienten. Inzwischen weiß ich, wie groß die Auswirkungen meiner Arbeit sein können. Die Patienten werden tatsächlich gesünder, aber es kommt noch etwas anderes hinzu, und vielleicht ist das sogar viel wichtiger: Sie erhalten die Chance, Gespräche anzuknüpfen, neue Freunde zu gewinnen, gesehen zu werden. Die Chance auf ein schöneres Leben.«

FEUERWERK

Augenarzt
Tjeerd de Faber (63)

»Er wurde auf dem Arm seines Vaters hereingetragen, am Neujahrstag ganz früh morgens. Sein rechtes Auge hatte einen Volltreffer abgekriegt. Seine Eltern hatten mit Nachbarn zusammen rund um eine Feuerschale im Garten das alte Jahr ausklingen lassen, und dabei hatte man Babyraketen hochgehen lassen. Eine davon traf ihn im Gesicht. Sein Auge war zu, er weinte herzzerreißend. Ein dreijähriger kleiner Junge, der nicht verstand, was mit ihm passiert war.

Ich musste ihn dreimal operieren. Die Linse war trüb, die Netzhaut beschädigt und die Pupille teilweise weg. Er brauchte eine künstliche Linse. Jahrelang musste sein gesundes Auge verklebt werden, um zu verhindern, dass das getroffene Auge träge wurde. Er musste mit Pflastern und Augenklappen herumlaufen und versuchen, mit einem Auge zu sehen, das immer schwächer wurde. Nach ein paar Jahren konnte er nur noch Hell und Dunkel unterscheiden. Trotz all unserer Bemühungen ist das Auge schließlich erblindet.

Leroy ist das jüngste Feuerwerksopfer, das ich je behandelt habe. Mein Zorn über das Schicksal dieses wehrlosen Kindes hat dazu geführt, dass ich auf die Barrikaden gegangen bin. Feuerwerk ist wunderbar, es gehört zum neuen Jahr – aber nicht in die Hände von Menschen, die nicht richtig damit umgehen können. Immer wenn ich in den Nachrichten hörte, es sei wieder ein ruhiger Jahreswechsel gewesen, dachte ich: Himmelherrgott, kommt doch mal bei uns vorbei! In der Augenklinik, in der ich arbeite, hatten wir garantiert alle Hände voll zu tun mit Schwerverletzten. Mir wurde klar, dass wir landesweite Zahlen brauchten, um die dramatischen Folgen dieser einen Nacht zu veranschaulichen. Dafür habe ich mich eingesetzt, und nach einer gewissen Zeit zogen auch die Kollegen mit.

Augenärzte geben mir inzwischen am ersten Tag des neuen Jahres durch, wie viele Opfer sie behandelt haben, sodass wir eine Übersicht erstellen können. Wir machen das nun seit zehn Jahren, und die Bilanz ist traurig: bei jedem Jahreswechsel Hunderte beschädigter Augen und durchschnittlich achtzehn erblindete Augen pro Jahr. Die Hälfte aller Unfälle betrifft Umstehende wie Leroy.

Der kleine Junge von damals ist jetzt achtzehn Jahre alt. Er arbeitet im Gewächshausbetrieb seines Vaters mit. Diese eine Babyrakete hat ihm eine lebenslange Behinderung beschert. Über Jahre hatte er panische Angst vor jedem unerwarteten Geräusch, erst eine Therapie konnte ihm die Angst nehmen. Einmal im Jahr kommt er zur Kontrolle, und wenn ich ihn dann sehe, wird mir wieder klar, wofür ich mich einsetze: kein Feuerwerk für Konsumenten, es gehört ausschließlich in die Hände von Profis! Das ist unsere Forderung, und für die werden wir weiterkämpfen.

Beim kommenden Jahreswechsel habe ich zum zweiundzwanzigsten Mal Dienst. Der einunddreißigste Dezember ist mein Hochzeitstag. Als ich meinen Beruf wählte, konnte ich nicht ahnen, dass dieser Abend niemals meiner Frau und mir allein gehören würde. Ich kann mir ausrechnen, was geschieht. Ich behalte – vermutlich wie meine Kollegen – den Wetterbericht sehr genau im Blick. Regen ist ein Segen, starker Wind eine Katastrophe, wegen der Querschläger. Bei Freunden schaue ich mir zunächst das große Feuerwerk über der Erasmusbrücke in Rotterdam an. Um halb eins fahre ich ins Krankenhaus, da kommen schon die ersten Rettungswagen. In der Nacht sieht es bei uns aus wie im Feldlazarett. Bis etwa vier Uhr sind wir damit beschäftigt, zu beurteilen, welche Verwundungen sofort verarztet werden können und welche der Opfer am nächsten Tag operiert werden müssen. Dann fahre ich nach Hause und schlafe ein paar Stunden, um acht bin ich wieder im Krankenhaus, um zu operieren.

Um diese Zeit gehen auf meinem Telefon die Meldungen aus den anderen Krankenhäusern ein, und ich kann das Ergebnis errechnen. Ich weiß dann schon, dass ich gleich wieder die zweifelhafte Ehre haben werde, vor die Kameras zu treten und die erste schlechte Nachricht im neuen Jahr zu überbringen.«

INNERE STIMME

Tropenarzt
Adriaan Groen (70)

»Sie war mit einem Ochsenkarren aus ihrem Dorf zum Krankenhaus gebracht worden. Sie hatte versucht, ihr Kind zu Hause zu gebären, mithilfe einer ortsansässigen Hebamme. Aber die Geburt stockte, das Kind steckte fest. Zwischen ihren Beinen hingen ein bleiches Ärmchen und eine Schlinge der Nabelschnur heraus. Der Transport zu uns hatte etwa zehn Stunden gedauert.

Mit meiner jungen niederländischen Arztkollegin zusammen betastete ich die Nabelschnur. Die Schlagader schlug nicht. Mit einem hölzernen Hörrohr lauschten wir nach den Herztönen, wir holten die Krankenschwester von der Geburtsstation dazu, aber wir konnten alle drei nichts hören. Für das Dopton, ein Gerät, mit dem die Herztöne eines Babys verstärkt werden können, war keine Batterie vorhanden. Das Ultraschallgerät war schon seit Monaten kaputt, ein neues noch unterwegs.

Bei einem Kaiserschnitt würden wir eine schwere Infektion riskieren. Dabei müsste ich das Ärmchen, das voll von

Staub und anderem Dreck war, durch den geöffneten Bauch nach innen ziehen. Eine infizierte Gebärmutter aber könnte Unfruchtbarkeit oder sogar den Tod der Mutter zur Folge haben. Ich begriff, dass es nur eine einzige Möglichkeit gab. Ein Eingriff, der mir jedes Mal zutiefst zuwider war und den ich kaum in Worte fassen mag. Es geht letztlich darum, das ungeborene Kind so zuzurichten, dass es nach draußen gezogen werden kann. Als Arzt in Tansania musste ich diese Operation mit einiger Regelmäßigkeit durchführen. Ich fluchte immer währenddessen. Manchmal kam die Krankenschwester hinterher und erzählte, ob es ein Mädchen oder ein Junge gewesen war.

Kurz vor dem Eingriff fühlten wir noch einmal nach, ob es genug Platz für unsere Instrumente gab. Ich weiß nicht, warum wir damals zögerten. Wir desinfizierten das Ärmchen so gut wie möglich und beschlossen, doch einen Kaiserschnitt zu wagen. Und dann spielte sich eine Szene ab, die ich nie vergessen werde. Das Kind, das wir hervorholten, ließ einen kurzen Schluchzer hören und begann dann, aus Leibeskräften zu schreien. Im Operationsraum mischten sich Kindergeschrei, erstaunte Ausrufe, fröhliches Gelächter und ausgiebige Lobgesänge auf den allmächtigen Gott. Wir, die beiden Ärzte, waren starr vor Entsetzen. Wir wussten, welch grausamem Tod dieses Kind mit knapper Not entkommen war. Erst nach den letzten Nahtstichen hörten unsere Hände auf zu zittern.

Immer auf die innere Stimme hören – das habe ich damals gelernt. In der Medizin gibt es immer mehr Fallberichte, und sie haben ihre große Nützlichkeit bewiesen. Aber man darf sein eigenes Gefühl nicht ausschalten. Seit diesem Januartag 2003 habe ich den grausamen Eingriff nie mehr ausgeführt, und das liegt an dieser einen Mutter und ihrem Kind.

Ein Kind verstümmeln, damit es geboren werden kann, das tut man in der westlichen Welt schon lange nicht mehr. Mein Erlebnis hat mich davon überzeugt, dass wir in armen Ländern nicht Dinge tun dürfen, die hierzulande aufgegeben wurden. Armut ist kein Argument für einen niedrigeren medizinischen Standard. Die Ärzte und Pflegekräfte in diesen Ländern sind mittlerweile der gleichen Ansicht. Seitdem die afrikanischen Kollegen wissen, dass der Eingriff in Europa schon lange nicht mehr praktiziert wird, sind auch sie strikt dagegen.

Viele Krankenhäuser in Afrika verfügen mittlerweile über bessere Antibiotika, das Infektionsrisiko ist verringert, und jeder hält heutzutage den Kaiserschnitt für das Mittel der Wahl. Die Verstümmelung eines ungeborenen Kindes ist nur noch im äußersten Notfall erlaubt, wenn der Arzt keine andere Möglichkeit sieht und das Leben der Mutter in Gefahr ist. Und auch dann erst, wenn ein Ultraschall die völlige Gewissheit erbracht hat, dass das Kind nicht mehr lebt.

Die Mutter ist noch eine Woche bei uns im Krankenhaus geblieben, um sich zu erholen. Dann ist sie wieder in ihr Dorf zurückgefahren – hinten auf einem Fahrrad, mit dem Baby im Arm. Wir haben ihr nicht erzählt, welchem Schicksal ihr Kind entkommen ist.«

ANGST

Zahnärztin
Sylvia Huizinga (40)

»Er sah angespannt aus, als ich ihn im Wartezimmer abholte. Ich fand es mutig, dass er gekommen war, und das sagte ich ihm auch. Wenn man solche Angst hat, ist es schon ein riesiger Schritt, sich um einen Termin zu kümmern, und noch ein weiterer, dann auch tatsächlich zu erscheinen. In unserem Beruf sind wir ängstliche Patienten gewohnt, ich versuchte, ihn ein bisschen zu beruhigen.

Nach meinem Studium war ich zum Arbeiten für ein paar Jahre ins Ausland gegangen. Ich ging so vor, wie ich es gelernt hatte: Ich erklärte ihm, was ich vorhatte, zeigte ihm die Instrumente, die ich verwenden würde, und fing dann langsam an. Er war nicht wegen einer komplizierten Angelegenheit gekommen, sondern einfach nur zur Zahnkontrolle, aber es war alles sehr mühsam. Was auch immer ich in seinem Mund tat, er widersetzte sich. Besonders wenn ich am Unterkiefer arbeitete oder seine Zunge berührte. Ich wollte nichts erzwingen, deshalb hörte ich beizeiten auf und bat ihn, ein anderes Mal wiederzukommen. Und das immer wieder aufs Neue. Sein Widerstand blieb so groß, dass ich ihn nicht optimal behandeln konnte. Irgendwann bekam er ein Loch, ein Stück aus seinem Backenzahn brach heraus. Ohne richtige Behandlung würde er vielleicht seine Backenzähne verlieren. Er hatte keine Angst vor Schmerzen, das merkte ich, es war etwas anderes.

Das nächste Mal kam er zusammen mit einer Freundin. Er war sehr nervös. Ich fragte, ob er mir etwas erzählen wolle. Er begann mit einer Geschichte, war aber schon bald so aufgewühlt, dass er nicht weitersprechen konnte. Die Freundin musste übernehmen. Es stellte sich heraus, dass er in der Vergangenheit über lange Zeit schwer sexuell missbraucht worden war. Das erklärte, warum alles bei ihm, während er rücklings im Zahnarztstuhl lag, eine so starke körperliche Abwehrreaktion auslöste. Sobald ich mit dem Spiegel seine Zunge berührte oder Watterollen in seinem Mund platzierte, ging es schief, und ich musste die Behandlung abbrechen. Trotzdem wollte er weitermachen, er weigerte sich zu akzeptieren, dass die Vergangenheit immer noch einen so großen Einfluss auf sein Leben hatte.

Ich war sehr betroffen von seinem Leid und wollte alles tun, um ihm zu helfen. Schritt für Schritt sind wir vorangegangen. Ich überließ ihm vollständig die Kontrolle. Wenn er nicht mehr konnte, hob er die Hand, und ich hörte auf. Es kann ganz schön beängstigend sein, mit offenem Mund in einem solchen Stuhl zu liegen und den Kopf der Zahnärztin ganz nah am eigenen Gesicht zu haben. Als er merkte, dass ich ihn verstand, wurde er ruhiger und konnte die Situation hinnehmen. Seine Backenzähne hat er behalten.

Inzwischen sind fünfzehn Jahre vergangen. Wenn ich heutzutage ängstliche Patienten behandele, denke ich an ihn zurück. Damals hatte ich als Zahnärztin gerade erst begonnen und war vor allem darauf erpicht, die Probleme im Mund eines Patienten so gut wie möglich zu lösen. Dieser eine Patient hat mir klar gemacht, dass Zeit, Aufmerksamkeit und Verständnis für die Qualität einer Behandlung ebenso wichtig sind wie das Beheben von Beschwerden. Wenn man sagt, was man tut, und tut, was man sagt, kann man Vertrauen gewinnen. Das hatte ich in meiner Ausbildung zwar gelernt, aber wirklich begriffen habe ich es erst in der Praxis, als es mir gelang, diesem Patienten ein Gefühl von Sicherheit zu geben.

Ich erinnere mich noch gut an seine Reaktion, als die Behandlung abgeschlossen war. Er war so froh, dass schließlich alles gut gegangen war. Er fiel mir um den Hals. Ich habe ihn noch ein paarmal zur Kontrolle gesehen, dann bin ich in die Niederlande zurückgekehrt. Den Schmerz seiner Erinnerungen konnte ich ihm nicht nehmen, aber es ist eine tröstliche Vorstellung, dass es uns gemeinsam gelungen ist, den Zugriff der Vergangenheit etwas abzumildern.«

ZU FRÜH

Notfallsanitäter
Jan van den Berg (47)

»Mitten in der Nacht kam eine Meldung herein: schwangere Frau mit Nabelschnurvorfall. Ich ging davon aus, dass wir lediglich den Transport organisieren und sie so schnell wie möglich ins Krankenhaus bringen sollten. Eine vorfallende Nabelschnur kann für das ungeborene Kind lebensgefährlich sein, weil die Blutzufuhr behindert wird. Die Frau hatte Wehen, sie lag auf dem Bett. Ich sah mich um, nirgends eine Hebamme. Der angehende Vater erzählte, er habe das Krankenhaus angerufen, und dort habe man sofort einen Krankenwagen losgeschickt. Ich fragte seine Frau, wie weit ihre Schwangerschaft war. ›Neunundzwanzigste Woche‹, sagte sie. Das änderte alles, ich musste rasend schnell umschalten. Sie war Monate zu früh.

Das Köpfchen war glücklicherweise noch nicht zu sehen. Wenn das geschah, musste ich es hinaufschieben, hatte ich gelernt, um der Nabelschnur Platz zu verschaffen. Wir mussten die Frau so schnell wie möglich auf eine Trage legen. Das

Problem war, sie wohnte im dritten Stock, und die Trage stand unten in der Halle. Schritt für Schritt gingen wir die Treppe hinunter, zwischendurch musste sie stehen bleiben, um eine Wehe abzufangen. Auf der letzten Stufe sagte sie plötzlich: ›Ich glaube, es kommt.‹ Ich spornte sie an weiterzugehen, damit das Kind nicht im kalten Treppenhaus zur Welt kam.

Mein Kollege hatte inzwischen im Rettungswagen tüchtig eingeheizt. Sollte das Kind während der Fahrt geboren werden, musste es warm gehalten werden. Frühchen haben eine so dünne Haut, dass sie sehr schnell auskühlen. So rasten wir mit Blaulicht und Sirene Richtung Krankenhaus. Ich beschloss nachzusehen, ob das Köpfchen schon in Sicht war. Zu meinem Entsetzen sah ich nicht den Kopf, sondern ein Füßchen des Kindes hervorkommen. Steißlage. Hinten in dem brütend heißen Wagen lief mir der Schweiß über den Rücken. Gleich darauf zeigte sich das zweite Füßchen. Ich hoffte, dass das Baby nicht feststecken würde, aber es war noch so klein, dass es innerhalb einer Minute geboren wurde.

Es weinte nicht, es lag vollkommen schlaff auf dem Bauch der Mutter, die sich besorgt fragte, was los war. Sie richtete sich ein wenig auf und sah mich an. Lebte es überhaupt? Wir waren zwei Minuten vom Krankenhaus entfernt. Ich beschloss, es zu beatmen, ganz vorsichtig, weil die kleinen Lungen noch nicht ausgereift waren. Im Krankenhaus stand ein Behandlungsteam bereit, ich lief mit zum Kreißsaal. Und plötzlich, im Fahrstuhl, sah ich, dass sich das Kind bewegte, und kurz darauf erklang ein Schrei. Ich war unglaublich erleichtert.

Fast vierundzwanzig Jahre arbeite ich nun in der Notfallambulanz, und noch nie hatte ich mich einer Geburt allein gegenübergesehen, geschweige denn im Rettungswagen, und dann auch noch mit einer Steißlage. Pures Glück, dass es so gut gegangen ist, dachte ich selbst. Bis mich der Kinderarzt beglückwünschte und sagte, ich hätte mich genau richtig verhalten. Da wurde mir klar, wie wichtig und wertvoll alle unsere Übungen und unsere gesammelte Erfahrung ist. Wer diese Arbeit macht, muss unter Hochspannung Leistung erbringen, hellwach und auch kreativ sein. Situationen verlaufen nun einmal sehr oft nicht nach Lehrbuch. Durch diese außergewöhnliche Geburt habe ich entdeckt, welche Kraft in unserem Beruf steckt: Du wirst mit etwas konfrontiert und musst handeln.

Am frühen Morgen habe ich der Mutter alles Gute gewünscht. Den Vater habe ich nicht mehr gesehen. Er war hinter uns hergefahren, kam aber erst viel später im Krankenhaus an. Wir sind zurück auf unseren Posten gegangen, erfüllt von dem, was wir erlebt haben. Meistens erfahren wir nicht, welche Rolle wir gespielt haben, ob wir ein Leben gerettet haben, wie es mit den Menschen weitergeht. Aber in diesem Fall brachte die Post eine Woche später eine Geburtsanzeige und einen Brief. Die Eltern bedankten sich bei uns. Es war ein Mädchen, und es war gesund.«

LEITLINIEN

Sportarzt
Edwin Goedhart (56)

»Während einer Trainingseinheit im Winterlager hatte er sich verletzt, und wieder war seine Schulter ausgekugelt. Da das schon öfter passiert war, musste er operiert werden. Der Eingriff war gut verlaufen, aber er hatte weiterhin Schmerzen, und zwar so stark, dass ich nach ein paar Tagen, an einem Samstagvormittag, nochmal mit ihm ins Krankenhaus ging. Ich hatte das Gefühl, etwas stimmte da nicht. In der Notaufnahme wurde seine Temperatur im Ohr gemessen. Er hatte kein Fieber, also musste es keine Blutuntersuchung geben. Wir wurden wieder weggeschickt.

Drei Tage später hatte sich die Situation so verschlechtert, dass er im Krankenhaus aufgenommen werden musste. Seine Schulter war infiziert und musste gespült werden. Am Tag danach sah er nicht gut aus. Ich rief den diensthabenden Arzt an und teilte ihm erneut meine Besorgnis mit, fand aber kein Gehör. Alles sei gut gelaufen, nichts deute auf Komplikationen hin. Am folgenden Morgen wurde er eilig auf die

Intensivstation verlegt. Er erlitt einen septischen Schock, die Nieren versagten. Als ihn seine Mitspieler besuchen kamen, erschraken sie zu Tode. Er war durch die Infektion so angeschwollen, dass man ihn kaum wiedererkannte.

Einen Monat lang hat er im Krankenhaus gelegen. Die Infektion konnte bekämpft werden, hatte aber den Schulterknorpel ernsthaft beschädigt. Alle Bewegungen waren extrem schmerzhaft. Er musste eine langwierige Rehabilitation durchlaufen, aber zum Fußball ist er hier nicht mehr gekommen. Wir haben in der ganzen Welt nach einer Lösung gesucht. Schließlich fanden wir in Italien Ärzte, die sich trauten, ihn nochmals zu operieren. Mit Erfolg, danach hat er sich gut erholt.

Niemandem ist etwas vorzuwerfen, die Ärzte haben richtig gehandelt. Es geht mir auch nicht darum, ob Fehler gemacht wurden. Aber ich denke immer noch, dass wir diesem jungen Fußballer viel Leid hätten ersparen können, wenn wir als Ärzte über den Tellerrand hätten schauen dürfen. Alle Leitlinien waren befolgt, alle Punkte auf der Liste brav abgehakt worden, der Patient aber war dabei aus dem Blick geraten.

Leitlinien und Dokumentationen sind unverzichtbar, sie geben uns Ärzten Halt und Richtung in unserer Arbeit, machen deutlich, wie wir handeln und behandeln müssen. Aber diese Regeln sollten uns nicht so weit einschränken, dass eine gute Versorgung zu kurz kommt. Der Krankheitsverlauf dieses Sportlers war dramatisch, doch manchmal braucht es ein extremes Beispiel, um etwas zu verdeutlichen: Wir müssen immer den Patienten im Auge behalten, auch wenn das bedeutet, möglicherweise unbekannte Wege zu gehen. Leitlinien sind aus Mittelwerten abgeleitet. Sie sollen helfen, das Unzureichende zu vermeiden, sie sind nicht dazu da, Vollkommenheit zu erreichen. Eine optimale Behandlung kann nur gelingen, wenn dem Patienten ausreichend Aufmerksamkeit entgegengebracht wird.

Das Abweichen von einer Richtlinie braucht Zeit, aber vor allem Mut. Es macht dich als Arzt angreifbar, und wenn etwas schiefläuft, drohen sogar juristische Konsequenzen. Deshalb sind medizinische Dokumentationen, die eigentlich ein Hilfsmittel für die angemessene Versorgung sein sollen, zu einem Regelwerk geworden, von dem fast niemand mehr abzuweichen wagt. Manchmal muss man als Arzt aber den Mut haben, etwas anders zu machen.

Im Nachhinein habe ich mir selbst vorgeworfen, dass ich mich an dem Wochenende in der Notaufnahme habe wegschicken lassen. Ich hätte auf einer Blutuntersuchung bestehen sollen. Nach den Richtlinien war sie nicht notwendig, aber ich kannte meinen Spieler, und ich sah, dass es ihm schlecht ging.

Ich habe immer noch ab und an Kontakt zu dem Fußballspieler von damals. Nach einer langwierigen Rehabilitationszeit ist er in sein Heimatland zurückgekehrt. Dort hat er seine Karriere bei einem Ortsverein beendet. Das habe er für seine Kinder getan, hat er mir erzählt. Denn aufgrund seiner Verletzung hatten sie ihn nie auf dem Platz stehen sehen. Irgendwann einmal habe ich ihm gesagt, ich wünschte ihm, dass er Trainer wird. Neulich kam eine Nachricht von ihm: Er hat es geschafft.«

EIN LEBEN IN WÜRDE

Neonatologin
Manon Benders (49)

»Sie wurde viel zu früh geboren, ein kleines Mädchen, das kaum ein Kilo wog. Es ging schnell bergab mit ihr. Sie lag auf der Intensivstation und bekam einen Pneumothorax, der eine schwere Hirnblutung auslöste. Die Beschädigung des verletzbaren Gehirns war so groß, dass wir uns fragten, ob wir mit der Behandlung fortfahren sollten. Wir wussten, dass sie mehrfach behindert sein würde, und sahen einen langen Leidensweg auf sie zukommen. Ein sehr unfairer Start ins Leben.

Wir sprachen offen mit den Eltern darüber, äußerten unsere Besorgnis und schlugen vor, die Behandlung auf der Intensivstation nicht fortzusetzen. Ihre Tochter würde dann höchstwahrscheinlich sterben. Sie waren sehr verärgert. Dieses Kind ist uns willkommen, wie schwer behindert es auch sein mag. Wir baten Ärzte aus anderen Krankenhäusern um ihre Meinung, sie stimmten mit uns überein. Aber die Eltern blieben bei ihrem Standpunkt. Sie nahmen mir sehr übel, dass ich die Behandlung abbrechen wollte. Ihr Zorn war so groß, dass sie mir die ärztliche Verantwortung für ihre Tochter entzogen. ›Wenn das Ihre Einstellung ist‹, sagten sie, ›dann sind Sie nicht in der Lage, gut für unser Kind zu sorgen.‹ Ich konnte ihre Bedenken nachvollziehen.

Das Mädchen hat überlebt, aber es gab ernsthafte Komplikationen. Sie musste mehrfach operiert werden und lag viel im Krankenhaus. Die Eltern verlor ich aus den Augen. Und dann, Jahre später, begegnete ich ihnen zufällig, wir stießen fast zusammen. Ich erkannte sie sofort, sie mich auch. Ich sah, wie die Mutter erstarrte. Vor ihr im Rollstuhl saß ein schwer behindertes Mädchen. Kopf, Hände und Füße waren festgeschnallt, sie war blind und taub. Ich nannte ihren Namen, die Eltern waren erstaunt, dass ich ihn noch wusste. Ich fragte, wie es ihr ging.

›Wenn ich Sie sehe‹, sagte die Mutter, ›steigt gleich wieder die Wut in mir hoch.‹ Sie seien glücklich mit ihr, ihre Tochter reagiere auf Menschen und sei immer fröhlich. ›Wenn Sie sie jetzt so sehen‹, fragte die Mutter, ›würden Sie uns dann denselben Rat geben?‹ Ich schwieg kurz. Ich sah ein schwer behindertes Mädchen, so wie wir es vorausgesagt hatten, aber die Eltern waren froh und glücklich und nahmen alle Einschränkungen in Kauf. ›Wenn Sie es gut miteinander haben‹, antwortete ich, ›dann haben Sie die richtige Entscheidung getroffen.‹ Sie gingen weiter, und ich blieb etwas verwirrt stehen. Ich weiß noch, dass ich ihnen eine Weile nachgesehen habe.

Diese Begegnung und die Geschichte dahinter haben den größten Eindruck in meiner Laufbahn hinterlassen. Wir Ärzte entscheiden manchmal über Leben und Tod, aber woher wissen wir, ob wir richtigliegen? Wenn Eltern meinen, dass ihre Entscheidung gut ist – wer sind denn wir, ihre Entscheidung anzuzweifeln?

Ich begreife inzwischen, wie vorsichtig ich mit einem Urteil sein muss. Ich empfand die Beeinträchtigungen, die wir dem Mädchen mit auf den Weg geben mussten, als so gravierend, dass ich sein Leben als einen einzigen Leidensweg betrachtete, als fast menschenunwürdig. Aber was ein menschenwürdiges Leben ist, bestimmt jeder selbst. Ich habe selbst zu viel von mir in diese Eltern hineininterpretiert, ohne zu wissen, wie sie im Leben standen.

Die richtige Balance zu finden, ist nicht leicht. Oft genug sehen wir andere Beispiele, auf der traurigen Seite. Etwa, wenn Eltern die Sorge für ihr behindertes Kind doch nicht aufbringen können oder wenn die Belastung zur Ehescheidung führt. Wie schwer das Leben für die Eltern werden wird, können wir nicht voraussehen, wir können auch nicht einschätzen, ob sie es werden bewältigen können. Aber diese beiden liebevollen Eltern haben mich ein Stück weit in meine Schranken verwiesen. Ich sehe es jetzt als das Allerwichtigste an, die Eltern so gut wie möglich darüber zu informieren, was auf ihr Kind und sie selbst zukommt, um dann mit ihnen zusammen eine wohlüberlegte Entscheidung treffen zu können. Vor jeder Behandlungsentscheidung, die bei einem Frühgeborenen getroffen werden muss, frage ich, was die Eltern davon halten. Ich höre ihnen gut zu und respektiere ihre Vorstellungen – auch wenn sie gegen meine eigene Überzeugung gehen.«

ZWEIFEL

Gastroenterologe
Ernst Kuipers (59)

»Er war Mitte dreißig, hatte kleine Kinder und war von einem anderen Krankenhaus zu uns überwiesen worden. Diagnose: Bauchspeicheldrüsenkrebs. Die Frage war, ob überhaupt noch etwas zu tun blieb. Es gab nur eine Option: operieren. Das aber kam nicht infrage, denn das Geschwür war viel zu groß. Und doch hatten wir Zweifel, irgendetwas an der Geschichte stimmte nicht. Außerdem war der Mann eigentlich zu jung für diesen Typ Krebs.

Wir entnahmen eine Gewebeprobe aus seiner Bauchspeicheldrüse, untersuchten sie und machten eine spektakuläre Entdeckung: Es war überhaupt keine Krebserkrankung, vielmehr handelte es sich um eine besondere Form der Entzündung. Die Abwehrzellen hatten sich gegen seinen eigenen Körper gewendet. Die Krankheit war selten und ziemlich unbekannt, aber ein starker Entzündungshemmer würde vermutlich helfen. Die Behandlung schlug an, in den folgenden Monaten nahmen die Beschwerden ab, und auf dem Ultraschall konnten wir sehen, dass das Geschwür immer kleiner wurde.

Ein Jahr später kam der Mann plötzlich nicht zu seiner Kontrolluntersuchung in der Poliklinik. Wir riefen ihn an, und er erzählte, er habe über seinen Hausarzt um eine zweite Meinung aus dem Ausland gebeten. Er hatte ernsthafte Zweifel, dass wir richtig lagen.

Der ausländische Arzt hatte ihn kurz untersucht und sofort festgestellt, dass er doch Bauchspeicheldrüsenkrebs hatte. Eine Operation sei notwendig und inzwischen auch möglich, denn die Geschwulst war kleiner geworden. Ich schrieb dem Hausarzt und meinem Kollegen im Ausland einen Brief und erklärte darin, warum wir zu einer ganz anderen Diagnose gelangt waren und dass die Zeit uns recht zu geben schien. Wäre es tatsächlich Krebs gewesen, wäre der Patient wohl längst gestorben. Lange Zeit hörte ich nichts mehr. Bis ich eine Kopie des Arztbriefs erhielt, den der ausländische Kollege an den Hausarzt des Patienten geschrieben hatte. Der Patient war tatsächlich operiert worden, wobei es schwere Komplikationen gegeben hatte. Der Pathologe hatte die entfernte Geschwulst untersucht. Es war kein Krebs, sondern eine abgeklungene Entzündung.

Nein, ich hielt das nicht für eine Dummheit des Patienten, im Gegenteil. Ich sehe es immer noch als mein persönliches Versagen. Offenkundig habe ich ihm die Situation nicht genau genug erklärt, sodass der Patient weiter auf die Suche ging. Dabei dachte ich: Wir haben diesem Mann eine tolle Botschaft überbracht, er hat keinen Krebs, es ist etwas Gutartiges, wir können es sogar behandeln. Aber seine Diagnose war so selten, dass er vermutlich keine Informationen darüber hatte finden können, und das hatte ihn ins Zweifeln gebracht.

Die Patienten werden mündiger, sie forschen inzwischen selbst nach. Ich befürworte das sehr. Aber es bedeutet, dass sich auch die Rolle der Ärzte verändert. Man muss als Arzt mitdenken und vorausschauen, kontrollieren und informieren, um zu verhindern, dass sich die Patienten zu Hause verirren zwischen all dem, was sie selbst herausgefunden haben. Möchten Sie noch etwas wissen? Beschäftigt Sie noch irgendetwas? Rufen Sie mich an, wenn Sie Fragen haben! Das und noch viel mehr sollte man sagen. Ich dachte, ich hätte das bei diesem Patienten getan, aber offenbar war ich nicht deutlich genug gewesen. Ein Jahr war vergangen, es ging ihm eigentlich gut, und doch hatte er sich verirrt und war vom Weg abgekommen. Das hat mich stark erschüttert.

Aber ich täte einer Menge anderer Patienten unrecht, wenn ich unerwähnt ließe, wie viel ich im Laufe der Jahre in meiner Arbeit von ihnen gelernt habe. Ich merke, dass ich von vielen Patienten ganz unwesentliche Dinge behalten habe: einen Ausdruck, eine Betonung, eine Frage; oft weiß ich sogar noch, wo genau auf der Station jemand gelegen hat. Allein deshalb, weil sie mich berührt haben. Wir haben eine so intensive Beziehung zu Menschen in einer für sie außergewöhnlichen und oft besonders gefühlsbetonten Zeit ihres Lebens, dass wir unweigerlich davon berührt und zum Nachdenken angeregt werden. Als Arzt wird man geprägt durch alles, was man von den Patienten lernt.«

EINE GROSSE LIEBE

Arzt auf der Intensivstation
Hans Wesenhagen (74)

»Mijke war mit einer akuten und schweren Herzinsuffizienz eingeliefert und auf die Kardiologie gebracht worden, wo wir sie auf die Warteliste für eine Herztransplantation setzten. Es ging ihr so schlecht, dass sie zwei Kunstherzen zur Unterstützung brauchte. Sie wurde zu mir auf die Intensivstation verlegt, ein Häuflein Mensch zwischen all den Apparaten. Es traten Komplikationen auf, wir mussten dringend ein Spenderherz finden.

Ich hatte täglich intensiven Kontakt mit ihrer Familie. Die Situation war dramatisch, ihr Kummer mehr als verständlich. Ich sprach offen an, dass Mijke möglicherweise nicht überleben würde. Mit der Patientin selbst hatte ich kurze eindringliche Gespräche. Sie fand manchmal, dass alles sinnlos war, fürchtete, dass ein Spenderherz nicht rechtzeitig käme. Ich versuchte, Zuversicht zu vermitteln. Es waren nicht viele Worte nötig, wir schienen uns mühelos zu verstehen.

Das neue Herz kam gerade noch rechtzeitig. Zur Reha ging sie in unser Krankenhaus, danach kam sie regelmäßig bei uns vorbei, um zu zeigen, welche Fortschritte sie machte. Das war nicht ungewöhnlich, viele Patienten tun das.

Ein Jahr nach der Transplantation gab sie ein Fest und lud auch mich dazu ein. Ich zweifelte. Was hatte das zu bedeuten? Wollte sie sich nur bedanken oder stand etwas anderes dahinter? Ich bin hingegangen und war der letzte Gast, der das Fest verließ. An dem Abend habe ich lange mit ihr gesprochen. Da hat es richtig gefunkt. Aber wenn ich so zurückdenke, müssen meine Gefühle für sie schon früher gewachsen sein. Nicht, als sie noch meine Patientin war, das weiß ich sicher, aber in der Zeit danach. Ich habe das weggeschoben. Ich war Leiter der Intensivstation und verliebte mich in eine Ex-Patientin? Das gehörte sich nicht, dachte ich. Nach dem Fest sind wir ein paarmal miteinander ausgegangen und haben ausgesprochen, was wir füreinander empfanden.

Wir haben versucht herauszufinden, ob auch andere Gefühle in unserer Liebe eine Rolle spielten. Dankbarkeit zum Beispiel oder Erleichterung darüber, dass alles doch gut gegangen war. Wir konnten das nicht völlig ausschließen. Aber wir haben uns schließlich aus voller Überzeugung füreinander entschieden.

Schon sehr bald habe ich einigen befreundeten Kollegen und Pflegekräften von unserer Beziehung erzählt. Sie reagierten alle positiv. ›Wie schön für dich‹, sagten sie, ›du hast es verdient.‹ Das fand ich beruhigend. Denn ein gewisser Zweifel war noch geblieben. Ich war zwar nicht mehr Mijkes behandelnder Arzt, aber sie war meine Patientin gewesen. Wenn man sich so auf der Grenze des moralisch Vertretbaren bewegt, möchte man doch gern von anderen bestätigt bekommen, dass es nicht verkehrt ist, was man tut.

Die Familie meiner Frau hatte anfangs große Probleme mit unserer Beziehung. Ich konfrontierte sie mit einer fürchterlichen Zeit in ihrem Leben. Ich war immer derjenige gewesen, der die schlechten Nachrichten überbracht hatte, und nun saß ich plötzlich als Schwiegersohn mit am Tisch. Aber inzwischen haben wir ein gutes Verhältnis, und ich habe zudem etwas Wertvolles von ihnen gelernt. Sie haben mir erzählt, wie sie die Zeit auf der Intensivstation erlebt haben und wie schwer es für sie war, all die Informationen zu begreifen und zu ergründen. Durch sie habe ich verstanden, dass ich noch viel aufmerksamer zuhören, noch deutlicher erklären und mich noch besser einfühlen muss. Dank der Liebe bekam ich einen ganz besonderen Einblick hinter die Kulissen, das ist nicht vielen Ärzten vergönnt.

Als wir uns kennenlernten, war Mijke einunddreißig Jahre alt und ich neunundfünfzig. Ich rechnete ihr vor, dass unsere Lebenserwartungen gar nicht so weit auseinanderlagen. Mit einem neuen Herzen lebt man durchschnittlich zwölf Jahre, dann wäre ich schon Anfang siebzig und ginge selbst stracks aufs Ende zu. Das war ein blödes kleines Rechenspiel, aber es gab uns Trost und war eine Antwort auf die Frage: Wie lang werden wir noch zusammen sein?

Wir haben die errechnete Zeit inzwischen gut übertroffen. Und unsere Liebe ist so groß und stark, dass die Menschen um uns herum davon beeindruckt sind.«

JEHOVAS ZEUGIN

Anästhesist
Hans Knape (68)

»Sie waren ein hübsches Ehepaar mit drei Kindern, und nun war die Frau erneut schwanger. Man hatte sie an mich verwiesen, denn die Plazenta lag falsch, direkt vor dem Gebärmutterausgang. Das könnte bei der Niederkunft zu hohem Blutverlust führen. Wir besprachen das Risiko, sie würde vielleicht eine Bluttransfusion benötigen. Schon beim ersten Gespräch erklärte sie mir, in sehr ruhigem Ton, das komme überhaupt nicht infrage. Sie war eine überzeugte Zeugin Jehovas, darum konnte sie kein fremdes Blut akzeptieren.

Aber was, fragte ich sie, wenn sie ohne zusätzliches Blut sterben würde? Ihr Kind müsste dann ohne Mutter aufwachsen. Ihre Antwort werde ich nie vergessen: ›Ich möchte nichts lieber, als meine vier Kinder großziehen. Aber wenn ich das in dem Bewusstsein tun muss, dass ich eine Bluttransfusion bekommen habe, dann ist es für mich unannehmbar.‹ Aber wenn wir ihr nun Blut zuführen müssten, um ihr Kind am Leben zu erhalten? Auch darüber war nicht mit ihr zu verhandeln. Mir liefen Schauer über den Rücken. Vor mir saß eine junge werdende Mutter, die in vollem Bewusstsein ein lebensgefährliches Risiko auf sich nehmen wollte.

Ich besprach ihren Wunsch mit meinen Kollegen, es gab heftige Diskussionen. Von den sechzig Spezialisten in meiner Abteilung war die Hälfte nicht dazu bereit, auf ihren Wunsch einzugehen. Als Arzt lässt man eine Mutter von drei Kindern nicht einfach sterben, wenn es Mittel gibt, das zu verhindern. Es kam uns vor, als verlangte sie, wir sollten mit einer Hand auf dem Rücken arbeiten.

Auf der anderen Seite: Das Selbstbestimmungsrecht der Patienten wiegt schwer. Ich fand, dass ich das nicht außer Acht lassen durfte. Außerdem haben wir als Ärzte eine Fürsorgepflicht. Also habe ich mich nach reiflicher Überlegung einverstanden erklärt, ihre Glaubensüberzeugung zu respektieren. Bis zum Geburtstermin waren es noch etwa zwei Monate. Während dieser Zeit haben wir Ärzte und Krankenschwestern ausgesucht, die sich einverstanden erklärten, dabei mitzuwirken. Das Team war die ganze Zeit abrufbereit. Tag und Nacht war ein Anästhesist erreichbar. Ein Team für den Operationssaal und Personal für die Intensivstation konnten jederzeit angefordert werden. Bei jeder Übergabe war die Frage: Wer hat Dienst für diese angehende Mutter?

Die Juristen, die wir zurate zogen, bestätigten uns, dass wir alles Nötige vorbereitet hatten, um eine gute Versorgung zu gewährleisten. Sollte etwas schiefgehen, müssten wir es als höhere Gewalt betrachten. Trotzdem tat ich mich sehr schwer damit. Wir hatten zwar alles schwarz auf weiß festgelegt, aber später würde ich vielleicht derjenige sein, bei dem sie im Operationssaal starb und ein Kind ohne Mutter zurückließ.

Ich erinnere mich an den Abend, als man mich anrief. Man teilte mir mit, dass sie ins Krankenhaus gebracht worden sei, die Wehen hätten eingesetzt. Ich weiß noch, wie angespannt ich gewartet habe. Die Nachricht von der Geburt ihres Sohnes hat bei uns allen eine unglaubliche Erleichterung ausgelöst. Es war eine problemlose Geburt gewesen, auf normalem Weg, das Kind war gesund. Der Blutverlust hatte nicht einmal 400 Milliliter betragen, also ganz normal.

Als Arzt will man Gutes tun, man möchte den Patienten mit all seinem Wissen und Können und mit all den Mitteln, die einem zur Verfügung stehen, helfen. Aber manchmal muss man akzeptieren, dass sie das nicht wollen. Von dieser Frau habe ich gelernt, mich durch meine Gefühle nicht beeinflussen zu lassen. Natürlich war ich irritiert von ihrer Bitte und von der Entscheidung, die sie für ihr ungeborenes Kind traf. Aber es ist mir gelungen, das beiseitezuschieben; darum konnte ich ihr helfen. Wir haben in unserer Abteilung eingesehen, dass wir sie wie eine Patientin mit einer Einschränkung betrachten und unsere Versorgung entsprechend anpassen mussten. Auch wenn diese Einschränkung außergewöhnlich und nicht medizinischer Natur war.

Ich habe sie auf der Geburtsstation besucht. Ich sprach die vergangenen angespannten Monate nur kurz an, dann habe ich das Thema ruhen lassen. Schließlich hatte sie ein Kind geboren, jetzt gebührten ihr vor allem Glückwünsche. Im Nachhinein waren wir froh, dass wir ihren Wunsch respektiert hatten. Obgleich sich das natürlich leicht sagen lässt, nachdem alles gut gegangen ist. Ich bin noch immer stark beeindruckt von der tief verwurzelten Überzeugung dieser Frau und davon, dass sie bereit war, die möglichen Konsequenzen zu tragen. Es ist schon zehn Jahre her, aber ich sehe sie noch immer vor mir.«

EIN WILLKOMMENES KIND

Hebamme
Hieke Aardema (65)

»Sie hatten bereits zwei gesunde Kinder, beides Mädchen, und nun wollten sie bei der dritten Schwangerschaft mithilfe einer pränatalen Untersuchung ausschließen, dass das Kind das Down-Syndrom hatte. Es wurde ein Ultraschall gemacht, der Mutter wurde Blut abgenommen. Daraus hatte sich eine Wahrscheinlichkeit für ein Down-Syndrom ermitteln lassen: Sie stand eins zu sechzehnhundert, es war also ein vernachlässigbares Risiko. Weitere Untersuchungen wurden nicht für nötig befunden. Doch dieses Kind entpuppte sich eben als genau das eine unter den sechzehnhundert. In der Woche zuvor war es geboren worden, sechs Wochen zu früh, mit Kaiserschnitt. Es war ein Junge, er hatte das Down-Syndrom und einen schweren Herzfehler.

An dem Vormittag ging ich zu ihr ans Wochenbett. In gedrückter Stimmung. Ich kannte die Familie nicht, hatte sie während der Schwangerschaft nicht begleitet, aber ich konnte mir vorstellen, wie ihnen zumute war. So eine pränatale Untersuchung, davon ging ich aus, macht man nicht mal eben nebenbei, sondern dann, wenn man im Vorhinein darüber nachgedacht und höchstwahrscheinlich entschieden hat, dass man ein Kind mit dieser Behinderung lieber nicht bekommen möchte.

Die Mutter war gerade aus dem Krankenhaus nach Hause entlassen worden, der kleine Junge musste vorerst in der Klinik bleiben. Er sollte erst zu Kräften kommen, denn ihm stand noch eine große Herzoperation bevor. Ich öffnete die Wohnzimmertür und muss sehr verwundert ausgesehen haben, denn die Stimmung, die mich empfing, war vollkommen anders, als ich erwartet hatte. Es war ein kleines Fest. Papierschlangen und Luftballons hingen herum, die Mädchen hatten für ihren kleinen Bruder Bilder gemalt, und alle waren schon jetzt ganz vernarrt in ihn, hörte ich. Sie konnten es kaum erwarten, bis er endlich nach Hause kam, sein Zimmer war fertig eingerichtet. Ich kann mich nicht erinnern, mit den Eltern noch über den Test gesprochen zu haben. Das vorherrschende Gefühl war Freude.

Und dann, einige Wochen später, ereignete sich eine Tragödie. Der kleine Junge starb während der Herzoperation. Die Eltern waren entsetzlich traurig. Zuvor hatten sie gedacht, ein Kind mit Down-Syndrom passe nicht in ihr Leben, aber als es einmal da war, als sie ihren Sohn einmal gesehen hatten, waren sie hin und weg vor Liebe und hätten alles für ihn getan.

Ihre Geschichte hat mir deutlich gemacht, wie groß die Schattenseiten der pränatalen Untersuchung sein können. Sie zwingt Eltern manchmal zu einer Entscheidung, deren Konsequenzen sie nicht absehen können. Diese Eltern hätten ihr

Kind, wenn sie gewusst hätten, dass es behindert sein würde, vermutlich wegmachen lassen. Hätten sie damals ahnen können, dass sie einmal ganz anders darüber denken würden?

Angehende Eltern, die eine pränatale Untersuchung vornehmen lassen, müssen sich darüber im Klaren sein, dass sie sich möglicherweise in eine sehr schwierige Lage bringen. Was, wenn bei ihrem ungeborenen Kind eine Behinderung festgestellt wird? Was, wenn sie sich untereinander nicht darüber einigen können, welche Entscheidung sie treffen sollen? Sie könnten sich mit einem grässlichen Dilemma konfrontiert sehen, bei dem sie die Wahl zwischen zwei extremen Möglichkeiten treffen müssten. Es könnte sein, dass sie nie herausfinden, ob ihre Entscheidung die richtige war. Es kommt vor, dass Frauen nach einer Untersuchung ihre Schwangerschaft abbrechen lassen und doch ein Leben lang darum trauern. Jedes Kind mit Down-Syndrom, dem sie begegnen, erinnert sie an ihr eigenes, das sie nie kennengelernt haben.

Früher kam ein Kind so auf die Welt, wie es eben war, und natürlich brachte das unter Umständen auch viel Leid mit sich. Heutzutage verfügen wir über die technischen Möglichkeiten, fast nichts dem Zufall überlassen zu müssen. Aber ist es immer das Richtige? Darüber denken wir zu wenig nach. Eine pränatale Untersuchung soll eigentlich Sicherheit geben, ruft aber bei werdenden Eltern manchmal neue Unsicherheit hervor.

Der kleine Junge hätte es nirgends besser haben können als in dieser Familie. Er ist nicht nach Hause gekommen, sein Zimmer blieb leer. Und die Eltern trauerten um ein Kind, das sie sofort in ihr Herz geschlossen hatten, ein Kind mit Down-Syndrom, das herzlich willkommen gewesen wäre.«

SCHLAFMANGEL

Nicht praktizierender Arzt
Chris Brown (69)

»Er sah ganz normal aus, ein älterer Mann im Pyjama, ziemlich zerknittert, als hätte er die ganze Nacht wach gelegen. Ich muss auch ziemlich zerknittert ausgesehen haben: ein junger angehender praktischer Arzt, am Ende seiner Ausbildung, ziemlich ausgelaugt von einem Wochenenddienst mit vielen Grippepatienten und Kindern mit Ohrenweh.

Seine Frau hatte mich um fünf Uhr morgens angerufen; ich hatte nach dem x-ten Hausbesuch eben die Augen zugemacht, in der Nacht zuvor hatte ich schon kaum geschlafen. Soviel ich verstand, hatte der Mann unentwegt Schmerzattacken gehabt, die den Nierensteinschmerzen glichen, mit denen er vor längerer Zeit einmal zu tun gehabt hatte. Es gehe ihm jetzt wieder besser, ob ich dennoch vorbeikommen könne. Ich fragte, ob es noch ein bisschen Zeit hätte, damit ich ein paar Stunden Schlaf bekam.

Sie war einverstanden, und so tauchte ich um halb zehn am Sonntagmorgen bei ihnen auf. Routiniert klopfte ich seinen unteren Rücken ab, tastete seinen oberen Bauch ab, aber er sagte nichts, der Schmerz war verschwunden. Ich konnte nichts Besonderes entdecken, er solle seinen Urin einmal untersuchen lassen. Ich hatte die Hand schon auf der Klinke der Schlafzimmertür, als der Mann etwas sagte, das mich schlagartig hellwach werden ließ: ›Herr Doktor, es klopft hier so komisch.‹ Ich drehte mich um und sah ihn auf den Unterbauch zeigen. Vor Schreck ließ ich meine Tasche fallen, ich wusste sofort, was los war.

Ich legte die Hand auf seinen Bauch und spürte, wie meine Finger im Rhythmus seines Herzschlags um Zentimeter auseinandergedrückt wurden. Es war ein unverkennbares Zeichen für ein Aneurysma der Aorta, eine ballonartige Ausbuchtung der Hauptschlagader. Den Schmerzen zufolge wurde sie schnell größer. Wenn so ein Ding reißt, ist alles verloren. Ich rief sofort den Gefäßchirurgen im örtlichen Krankenhaus an. Er war gerade beim Operieren, ich wurde durchgestellt und gab meine Diagnose an das Personal im Operationssaal weiter. Ich hörte durchs Telefon, wie der Chirurg rief: Bringt den Mann ruhig her, es wird wieder mal ein Fehlalarm sein.

Noch am selben Mittag rief er mich an und überschüttete mich mit Komplimenten. Der Patient war operiert worden, es ging ihm gut. ›Ausgezeichnete Arbeit, Kollege‹, sagte der Chirurg, ›es kommt nicht oft vor, dass die Diagnose gestellt wird, solange der Mensch noch lebt.‹ Ich selbst war einfach nur erleichtert, von Stolz keine Spur. Ich hatte eine sich aufdrängende Diagnose außer Acht gelassen, aus Schlafmangel. Es wäre der größte Schnitzer in meiner noch jungen Laufbahn gewesen, der Patient selbst hatte mich davor gerettet. Aber meine Scham darüber konnte ich nirgends loswerden, alle waren nur voll des Lobes darüber, dass ich das Aneurysma erkannt hatte. Die Kollegen in meiner Hausarztgruppe schienen nicht begreifen zu wollen, was ich meinte: So unausgeschlafen kann man gar nicht sein, dass man eine Geschichte über Nierensteine fraglos übernimmt, anstatt weiter zu untersuchen.

Das alles hat sich vor rund vierzig Jahren abgespielt. Damals hatten wir Hausärzte noch Bereitschaftsdienste, die von Freitagabend bis Montagfrüh dauerten, und danach ging es gleich weiter mit der normalen Sprechstunde. Darüber, wie riskant das war, durfte man nicht klagen – es gehörte zur heroischen Seite unseres Berufs. Aber mir wurde klar, dass ich in den vielen Jahren, die vor mir lagen, oft mit einem Schlafdefizit zu kämpfen haben und also öfter in solche lebensgefährlichen Situationen geraten würde. Diese Vorstellung fand ich unerträglich. Ich hatte noch einen Monat meiner Ausbildung vor mir, ich habe sie zu Ende gemacht und bin dann in die Industrie gegangen, wo ich als Toxikologe arbeite.

Eigentlich wusste ich bereits, dass der Beruf des Hausarztes nichts für mich ist, aber ich wollte es mir nicht eingestehen. Dieser Patient hat den letzten Anstoß dazu gegeben. Ich habe es sehr lang für mich behalten, dass diese missglückte Diagnose dabei eine große Rolle gespielt hat, auch wenn es niemand verstehen konnte. Als Hausarzt wäre ich völlig ausgebrannt, davon bin ich überzeugt. Dieser Mann hat mich davor bewahrt, er hat meinem Leben eine ganz andere Richtung gegeben.«

EIN BLAUER FLECK

Internistin und Psychotherapeutin Myriam Lipovsky (55)

»Ihr Äußeres war vollkommen unauffällig, sie war tipptopp zurechtgemacht und tadellos gekleidet. Sie zeigte mir einen blauen Fleck an ihrem Bein, man sah einige kleine Blutgefäße darin. Ich dachte sofort: Und damit muss sie ins Krankenhaus kommen? Aber sie hatte einen Überweisungsbrief ihres Hausarztes dabei. Ihre Mutter hatte sie begleitet und saß neben ihr.

Ich fragte, ob sie Medikamente nahm. Es stellte sich heraus, dass sie regelmäßig Abführmittel und Entwässerungspillen nahm. Ich tippte auf eine Essstörung, sagte aber vorerst nichts dazu. Außerdem schnitt sie mir gleich das Wort ab. Deswegen sei sie nicht gekommen, darum bräuchte ich mich nicht zu kümmern.

Ich habe sie ausführlich untersucht und ihr diverse Fragen gestellt. Am Ende kam ich zu dem Schluss, dass ich ihr doch sagen musste, was sie nicht hören wollte: Um den blauen Fleck ging es nicht, es ging um etwas anderes. ›Ich glaube nicht, dass der blaue Fleck wirklich Ihr Problem ist‹, sagte ich, ›das eigentliche Problem ist Ihre Essstörung.‹ Ich machte mich auf eine erneute Zurechtweisung gefasst, aber zu meinem stummen Erstaunen begann sie, zu weinen. Sie war eigentlich zu ihrem Hausarzt gegangen, gab sie zu, um seine Aufmerksamkeit auf die Bulimie zu lenken, von der sie seit Jahren fest im Griff gehalten wurde. Aber der Arzt hatte ihre abweisende Art, die aus Scham, Selbstverachtung und Angst vor dem Urteil anderer entstanden war, nicht aufbrechen können.

Ich hatte eine Praktikantin bei mir, und ich weiß noch, dass wir uns danach ansahen, zutiefst erstaunt über das, was da geschehen war, diese Kehrtwende, die sich innerhalb einer halben Stunde vollzogen hatte. Die Patientin musste anfänglich gedacht haben: Wieder so eine, die meint, alles besser zu wissen, und ein Urteil über mich fällt. Aber als sie merkte, dass ich aufmerksam zuhörte und sie genau untersuchte, durfte ich am Ende unseres Gesprächs zu ihr sagen, was ich am Anfang nicht einmal hatte andeuten dürfen.

Diese junge Frau hat mir etwas gezeigt, das ich so niemals aus Lehrbüchern hätte lernen können. Es war eine Erfahrung, die ich nie vergessen habe: Du kannst als Ärztin noch so richtig liegen und recht haben, deine Botschaft kommt nicht an, wenn die Patientin sie nicht aufnimmt. Du musst gut zuhören, Kontakt aufnehmen, die andere Person ernst nehmen.

Diese Lektion konnte ich gut gebrauchen, als ich später anfing, mit einer Gruppe von Patienten zu arbeiten, die unter unerklärlichen Beschwerden leiden. Ihre Schmerzen und ihre Müdigkeit bestehen wirklich, aber es lassen sich keine überzeugenden biologischen Ursachen dafür finden.

Diese Menschen sehen sich sehr oft mit Vorurteilen konfrontiert. Wenn eine Beschwerde keine körperliche Ursache hat, dann muss das Problem wohl zwischen den Ohren sitzen, dann ist man verrückt, dann ist man selber schuld. Diese Patienten fühlen sich so wenig ernst genommen, dass sie hochempfindlich auf das Verhalten des Arztes reagieren.

Durch das eine Gespräch damals ist mir bewusst geworden, dass es nicht so sehr darum geht, was du als Arzt oder Ärztin sagst, sondern darum, *wie* du es sagst. Sieh nicht gleichzeitig in den Computer, während du mit deinem Patienten sprichst, urteile nicht, sei dir im Klaren darüber, was du ausstrahlst.

Es ist fast dreißig Jahre her, aber diese junge Patientin ist mir immer in Erinnerung geblieben. Ihr perfektes Äußeres, wurde mir später klar, war das Produkt ihrer Unsicherheit: Zumindest äußerlich war ihr nichts anzumerken. Sie muss ratlos gewesen sein, ganz allein mit einem Problem, das sie niemandem mitzuteilen wagte. Ich habe ihr einen Termin auf der Abteilung für Essstörungen besorgt, darüber war sie sehr froh. Danach habe ich sie aus den Augen verloren. Der blaue Fleck wird von allein verschwunden sein. Und sie konnte weitergehen, weil etwas eigentlich so Simples und Selbstverständliches passiert war: Ich habe sie gesehen, und das hat es ihr ermöglicht, sich sehen zu lassen.«

EINE UNERTRÄGLICHE VORSTELLUNG

Kinderarzt Eduard Verhagen (56)

»Sie wurde mit Blasen auf Armen, Beinen und Bauch geboren, und uns war schnell klar, dass ihre Aussichten sehr schlecht waren. Die Haut war so zart, dass sie sich bei der geringsten Berührung löste, Folge einer seltenen und unheilbaren Krankheit. Die Haut entzündete sich, es würden lebensbedrohliche Infektionen entstehen. Weil sie schlecht trank, hatte sie in einem anderen Krankenhaus eine Ernährungssonde eingesetzt bekommen, und das erwies sich im Nachhinein als keine gute Idee. Auch die Schleimhäute waren angegriffen, die Speiseröhre war voll kleiner Wunden.

Bente war erst wenige Wochen alt und litt entsetzlich, das sahen wir alle. Die Behandlung brachte mehr Leid als Erleichterung. Einen über den anderen Tag wurde der Verband gewechselt, und das war so schmerzvoll für sie, dass es unter Narkose stattfand. Wir mussten den Eltern mitteilen, dass es keine Behandlung gab. Ihre Tochter würde letztendlich sterben, wir konnten ihr Leben höchstens verlängern, ihr viele Schmerzmittel verabreichen. Sie waren entsetzt. Sie schickten uns Fotos von Bente im Bad. Alle Babys finden das herrlich, für Bente war es wohl eine einzige Qual. Was ist das für ein Leben, fragten sie sich, wenn nicht einmal ein warmes Bad Trost bieten kann?

Eines Tages stellten sie mir, sehr vorsichtig, eine herzzerreißende Frage. Für sie war die Vorstellung unerträglich, dass ihre Tochter noch einen langen Leidensweg durchleben sollte, bevor sie starb. Den wollten sie ihr unbedingt ersparen. Ob wir bereit wären, ihrem Kind Sterbehilfe zu leisten? Das ganze Team traf sich, um zu beraten. Mit einem solchen Ersuchen hatten wir es noch nie zu tun gehabt, und wir sahen sofort die juristischen Probleme und Hindernisse auf uns zukommen: Eltern dürfen nicht über das Leben ihres Kindes entscheiden. Wir haben mit dem Bezirksstaatsanwalt gesprochen, der uns zwar zuhörte, uns aber im Ungewissen ließ. ›Dazu kann ich jetzt kein Urteil abgeben‹, sagte er, ›meine Zuständigkeit beginnt erst nach dem Tod.‹ Der Wunsch der Eltern war vollkommen nachvollziehbar, aber die Gefahr strafrechtlicher Verfolgung war zu groß. Wir mussten ihnen mitteilen, dass wir nicht helfen konnten.

Mit einem Laster voller Verbandszeug sind sie von hier fortgegangen. Bente ist ein paar Monate später zu Hause gestorben, es war kein sanfter Tod. Sie hat immer mehr Morphium gegen die Schmerzen gebraucht, schließlich hat sie aufgehört, zu atmen. Als wir die Nachricht hörten, waren wir sehr betroffen. Wir hatten Bente und ihren Eltern nicht helfen können. Das war keine gute Medizin.

Erneut haben wir einen Termin bei der Staatsanwaltschaft vereinbart. Der vorherige Anwalt war mittlerweile ersetzt worden, der neue hatte Verständnis für die Situation und kam zu uns in die Abteilung, um sich selbst ein Bild zu machen. Über ihn fanden wir heraus, dass Ärzte durchaus schon das Leben schwerstkranker Kinder beendet und sich selbst bei der Polizei angezeigt hatten. Es ging um zweiundzwanzig Fälle, und dem Gericht zufolge hatten alle Ärzte sorgsam gehandelt. Sie standen mit dem Rücken zur Wand und konnten das Leiden nicht mindern, außer mit dem Tod. Keiner dieser Ärzte wurde strafrechtlich verfolgt, nur war nichts davon an die Öffentlichkeit gelangt. Hätten wir das nur gewusst.

Das Gericht befand, dass es an der Zeit für Offenheit und Transparenz war. Wir durften Einblick in die juristischen Beratschlagungen nehmen, unter der Maßgabe, in einem Fachblatt darüber zu publizieren. So kam, hier und im Ausland, eine Diskussion in Gang. Vier Jahre nach Bentes Tod veröffentlichten wir landesweit eine Dokumentation, einen Leitfaden für Ärzte, die in die gleiche Situation wie wir kommen konnten. Danach haben wir damit begonnen, uns für die palliative Versorgung zu engagieren, um Kindern, die unheilbar krank sind, ihre letzte Lebensphase zu erleichtern.

Bente wäre dieses Jahr achtzehn geworden. Mit ihren Eltern stand ich noch lange in Kontakt. Sie sind immer noch stolz auf sie, und das zurecht. Ich hätte nie geahnt, dass ein kleines Mädchen so viel bewirken kann. Dank Bente haben wir begonnen, über das Schicksal von Kindern nachzudenken, die keine Zukunft haben. Und das hat alles verändert.«

MÄDCHENKÖRPER

Medizinische Psychologin
Peggy Cohen-Kettenis (70)

»Er war hübsch und intelligent, ein guter Schüler, er hatte viele Freunde, aber auch ein immenses Problem, und deshalb kam er eines Morgens zu mir in die Sprechstunde. Er war dreizehn Jahre alt und wusste: Er gehörte nicht in den Mädchenkörper, in den er hineingeboren worden war. Ihm war klar, dass er einen langen und schwierigen Weg vor sich hatte, aber ein Leben als Frau konnte er sich nicht vorstellen. Er wollte sein Geschlecht verändern.

Zu uns kamen öfter Jugendliche mit diesem Wunsch, und wir mussten ihnen immer die gleiche Antwort geben: Komm wieder, wenn du sechzehn bist, vorher können wir nichts für dich tun. Die anschließende Pubertätsphase wurde unweigerlich zu einer Tortur für sie. Die Veränderungen spiegelten genau das wider, was sie nicht sein wollten. Sie wussten auch nur allzu gut, dass manche der äußeren Merkmale nicht mehr rückgängig zu machen wären. Alles, was wir anbieten konnten, war Psychotherapie, aber die brachte ihnen meistens nichts, sie wollten diesen Körper loswerden. Oft waren sie verzweifelt, und ihre Eltern auch.

Aber bei diesem Jungen gab es eine Besonderheit: Das Wachstum seines Mädchenkörpers war zum Stillstand gekommen. Eine Ärztin in einem anderen Krankenhaus hatte ihm Pubertätsblocker gegeben. Ich kannte die Medikamente, sie werden eingesetzt, wenn Kinder viel zu früh – manche schon mit fünf Jahren – in die Pubertät kommen. Aber bis dahin war noch niemand auf die Idee gekommen, sie auch bei dieser Gruppe von Menschen einzusetzen, um die ungewünschte körperliche Entwicklung aufzuhalten.

Wenig später bekam ich einen Job in dem anderen Krankenhaus und begegnete dort ebender Ärztin, die dem Jungen damals die Pubertätsblocker verschrieben hatte. ›Mensch‹, sagte ich zu ihr, ›das war eine sehr gute Idee, wir sollten das öfter anwenden.‹ Gemeinsam beschlossen wir, es zu probieren. Es erwies sich als ein Geschenk des Himmels. Die Medikamente gaben den Jugendlichen die Chance, mit mehr Zeit darüber nachzudenken, ob sie wirklich im anderen Geschlecht leben wollten, ohne darüber zu verzweifeln, dass sich ihr Körper in die falsche Richtung entwickelte. Wenn sich der Wunsch in ihnen tatsächlich verfestigte, waren weniger Operationen erforderlich, und die Ergebnisse waren so viel schöner: Es gab keine Brüste, die amputiert werden mussten, keine Körperbehaarung, keinen Adamsapfel, keine tiefe Stimme.

Aber wir konnten nicht sicher wissen, was wir damit auslösten. Wie würden die langfristigen Folgen der Behandlung aussehen? Die Öffentlichkeit begleitete uns äußerst kritisch. Woher sollte ein junger Teenager denn schon so genau wissen, dass er oder sie im falschen Körper lebte? Wir haben viele Kontrollen gemacht, unendlich viele Gespräche mit ihnen geführt und alles nur Erdenkliche getan, um zu überprüfen, ob wir auf dem richtigen Weg waren.

Der Junge von damals hat ab seinem sechzehnten Lebensjahr Hormone genommen und sich nach dem Abitur operieren lassen. Danach habe ich ihn lange nicht gesehen. Aber zweiundzwanzig Jahre später haben wir ihn erneut untersucht: seine Knochen, sein Blut, die Entwicklung seines Gehirns. Er war gesund und glücklich, die Pubertätsblocker hatten keine negativen Folgen gehabt, und er hatte seine Entscheidung keine Sekunde bereut. Wir haben über seinen Fall in internationalen Fachblättern publiziert. Unser erster Patient gab Anlass zur Hoffnung für die Zukunft, schrieben wir. Mittlerweile wissen wir nach der Untersuchung von sehr vielen Jugendlichen, dass die pubertätshemmenden Medikamente in körperlicher wie in psychischer Hinsicht von großer Bedeutung sind. Sie sind in die internationalen Richtlinien mit aufgenommen worden.

So hat ein dreizehnjähriger Teenager allen Jugendlichen weltweit, die so wie er todunglücklich im falschen Körper sitzen, eine Perspektive eröffnet. Er ist jetzt etwa vierzig Jahre alt und vom Patienten zum Kollegen geworden. Früher einmal saß er bei mir in der Sprechstunde, nun ist er selbst Arzt. In den vielen Gesprächen, die wir in der für ihn entscheidenden Lebensphase geführt haben, habe ich ihn ganz gut kennengelernt. Manchmal treffe ich ihn noch. Er weiß, was er für all die anderen bedeutet hat, und das, findet er, ist doch gar nicht schlecht.«

EIN FREUNDLICHER MANN

Neurologin Joukje van der Naalt (58)

»Sie war die Treppe hinuntergefallen und so unglücklich aufgekommen, dass sie sich einen hohen Querschnitt zugezogen hatte, sie war von der Schulter abwärts gelähmt. Wochenlang lag sie bei uns auf der Abteilung, vollkommen abhängig, sie brauchte bei allem Hilfe. Ihr Mann war jeden Tag da, er saß an ihrem Bett, half ihr beim Essen und Trinken, blieb manchmal sogar über Nacht und versorgte zu Hause auch die kleinen Kinder. Wir fanden ihn alle so tapfer, liebevoll und engagiert.

Anfangs konzentrierten wir uns vor allem auf die medizinische Behandlung, wir mussten sehen, wie groß der Schaden in ihrem Körper war, ob wir ihre Lage stabil halten und was wir sonst für sie tun konnten. Erst im Lauf der Zeit fiel mir das Verhalten ihres Mannes auf, ich hatte ein etwas ungutes Gefühl. Sie sprach wenig, die Gespräche wurden von ihm dominiert. Er war übertrieben freundlich, stellte keine Fragen, auch nicht über die Zukunft und wie es weitergehen sollte.

In ihrem Zustand konnte sie nicht nach Hause, es kam eine Rehaklinik in Betracht, aber auch bei diesen Überlegungen hatte er das Heft in der Hand. Ich dachte: Vielleicht spricht sie einfach nicht so gern oder sie hofft, doch wieder ganz geheilt zu werden, und möchte sich nicht auf etwas festlegen. Wir boten ihnen ein Gespräch mit einer Mitarbeiterin vom sozialen Dienst an, aber der Ehemann lehnte ab, dergleichen bräuchten sie nicht.

Ich war damals in der Ausbildung und hatte noch wenig Erfahrung, ich erkannte die Alarmsignale nicht. In meiner Naivität dachte ich: Wie schön, dass er immer für sie da ist. In unserer hektischen Abteilung kamen uns seine Hilfeleistungen außerdem sehr zupass. Mein leichtes Unbehagen ihm gegenüber schob ich beiseite, ich dachte, es liege bestimmt an mir. Und was würde ich anrichten, wenn ich mein Gefühl aussprach, und es stellte sich möglicherweise heraus, dass es völlig unbegründet war?

Und dann sprach ich Monate später mit dem Arzt aus der Rehaklinik. Er erzählte mir, welche Tragödie diese Frau in sich unter Verschluss gehalten hatte. Sie war die Treppe nicht hinuntergefallen – ihr Mann hatte sie gestoßen. Schon jahrelang hatte er sie misshandelt. Und dann im Krankenhaus hatte er ihr damit gedroht, dass sie ihre Kinder nie mehr wiedersehen würde, wenn sie irgendetwas erzählte. Also hatte sie geschwiegen – bis sie hörte, dass er auch eines der Kinder misshandelt hatte. Da war ihr klar geworden, in welch großer Gefahr sich ihre Kinder befanden, und sie hatte die Wahrheit gesagt.

Ich fühlte mich schuldig. Es war unter unseren Augen geschehen, er hatte sie versorgt und gleichzeitig bedroht und gezwungen, den Mund zu halten. Sie hatte viele blaue Flecken, die hatten wir gesehen, aber schließlich war sie die Treppe hinuntergefallen, deshalb schien uns das nicht verdächtig. Im Krankenhaus hatte der Mann mehr Macht über seine Frau als je zuvor, sie konnte sich nun auch buchstäblich nicht mehr gegen ihn wehren. Es muss sich entsetzlich angefühlt haben. Und wie furchtbar für die Kinder. Die Mutter weg, und nur der Vater, der ihr das angetan hat, war für sie zuständig.

Wenn Menschen Hilfe ablehnen oder es so wirkt, als kämen sie gut miteinander zurecht, dann bleibt dir nur deine Intuition. Und auf diese Intuition hätte ich hören sollen. Ich hätte den Kollegen mein Gefühl mitteilen sollen, vielleicht hätten wir zusammen etwas erreichen oder Hilfe einschalten können. Wir hätten in einem Moment, wo der Mann mal kurz nicht da war, zu ihr gehen und sagen können, dass sie uns ängstlich und seltsam gleichgültig vorkam und dass wir uns Sorgen um sie machten.

Wie es mit ihr und ihren Kindern weitergegangen ist, weiß ich nicht. Aber ich habe sie, viele Jahre später, immer noch vor meinem geistigen Auge. Hätte ich mich bloß geäußert, dann hätten wir ihr immerhin das Gefühl vermitteln können, für sie da zu sein. Stattdessen musste sie sich an dem Ort, an dem sie in Sicherheit sein sollte, besonders ausgeliefert vorkommen. Das bestürzt mich noch immer.«

FREUND-SCHAFTSDIENST

Gastroenterologe Rob de Man (61)

»Die Bitte kam von einem Geschäftspartner: Ob ich mir mal eine gute Freundin von ihm ansehen könne? Sie war schwer leberkrank und in einem anderen Krankenhaus bereits aufgegeben worden. Weitere Details kannte ich nicht, also sagte ich, sie solle sich einen Termin geben lassen. Und so saß sie eines Tages bei mir im Sprechzimmer, eine Frau mittleren Alters, der es schlecht ging. Die Leberzellen waren entzündet oder abgestorben, überall war Narbengewebe entstanden. Ihre Haut war gelb, sie kämpfte mit Infektionen und inneren Blutungen, sie war unterernährt, ihr Bauch aufgedunsen vom Wasser, das sie nicht loswerden konnte.

Sie würde sterben, das hatte man ihr in dem anderen Krankenhaus unumwunden mitgeteilt. Und sie hatte entsprechend darauf reagiert. Sie war beim Notar gewesen und hatte ihr Testament gemacht, sie hatte kostbare Dinge an ihre Freunde und Familie verteilt und war dabei, Abschied zu nehmen und letzte Gespräche zu führen. Ich saß einer Patientin gegenüber, die eigentlich schon damit beschäftigt war, sich für die letzte Reise vorzubereiten.

Die Diagnose stimmte, ihre Leber war chronisch entzündet, und wir entdeckten sogar eine Stelle mit Krebszellen. Aber niemand hatte bisher über eine Lebertransplantation nachgedacht. Vielleicht waren die Ärzte der Meinung gewesen, dazu sei es schon zu spät. Die Patientin wurde auf eine Warteliste gesetzt und lebte monatelang in Angst. Während der Wartezeit stirbt einer von fünf Patienten. Mehrfach wurde sie als Notfall eingeliefert mit einer schweren Infektion. Aber die neue Leber kam rechtzeitig, und nach der Transplantation erholte sie sich schnell.

Doch dann kamen psychische Probleme auf sie zu. Sie war darauf eingestellt gewesen, zu sterben, und nun hatte sie plötzlich wieder einen Horizont vor Augen. Wie sollte sie diese Perspektive in ihrem Leben unterbringen? Natürlich war sie froh über die Jahre, die ihr plötzlich geschenkt worden waren, trotzdem konnte sie es nicht so leicht verarbeiten. Sie brauchte psychologische Hilfe, um sich erneut einen Weg in ihr Leben zu bahnen.

Die Geschichte versetzt mich noch immer in Erstaunen, weil sie so gut zeigt, welche große Rolle der Zufall spielt. Sicher, das ganze Leben besteht aus aneinandergereihten Zufällen, aber in der Medizin mit all ihren Protokollen, Dokumentationen und Leitlinien würde man doch etwas anderes erwarten. Das Gesundheitswesen ist fabelhaft organisiert, es wird fortwährend über Verbesserungen nachgedacht, die Kommunikationswege sind kurz, es gibt hochtechnisierte Behandlungsmöglichkeiten – warum also lebt diese Frau noch? Nicht weil wir eine nobelpreisverdächtige neue Methode angewendet haben, nein. Sondern weil einer ihrer Freunde dachte: Ich kenne da einen Arzt, der versteht was von der Leber, den bitte ich mal, ob er einen Blick auf sie wirft. Und dann haben wir einfach als Team unsere Arbeit getan. Es bedeutet auch, dass man sich als Patient immer weiter umsehen und sich nicht mit der erstbesten Diagnose zufriedengeben sollte. Man sollte sich erkundigen, bei Patientenvereinigungen Informationen besorgen, eine zweite Meinung einholen und nicht davon ausgehen, dass alles, was der Arzt sagt, richtig ist.

Dieser Frau war ein ungerechtfertigtes Todesurteil mit auf den Weg gegeben worden. Auch das zeigt erneut, wie unglaublich vorsichtig man als Arzt sein muss, was Prognosen angeht. Wie lang habe ich noch, Doktor? Die Frage kennen wir alle, aber man muss auf der Hut bleiben. Die voraussichtliche Lebenserwartung der Patienten berechnen wir aufgrund von Untersuchungen, aber diese Untersuchungen betreffen immer Gruppen von Menschen. Welche Aussagekraft sie für den einzelnen Patienten haben, wissen wir nicht.

Wir haben den Ärzten aus dem anderen Krankenhaus brieflich mitgeteilt, dass ihre Patientin bei uns erfolgreich behandelt werden konnte. Weiteren Kontakt zu den Kollegen hatten wir nicht. Die Frau schon. Als sie wieder bei Kräften war, hat sie ihre Geschichte aufgeschrieben und ihnen zugesandt. Nach einer Weile ist sie hingegangen, um darüber zu sprechen. Nicht, dass sie Klage einreichen wollte oder ein Disziplinarverfahren anstrebte, sie brauchte dieses Gespräch für sich selbst, für die Verarbeitung dessen, was geschehen war.

Alle drei Monate kommt sie zu uns zur Kontrolle. Es geht ihr gut. Dank eines Freundes, der bei mir anklopfte, hat sie wieder eine Lebensperspektive wie jeder andere.«

MUTIGER ALS DER ARZT

Internist
Marcel Levi (54)

»Er war Lehrer an einer weiterführenden Schule. Ein vitaler Mittvierziger, der nie krank gewesen war. Nun war er seit geraumer Zeit immer sehr müde. Er hatte das nicht besonders beachtet, aber als er plötzlich Nasenbluten bekam, war er doch zum Arzt gegangen. Diagnose: akute Leukämie. Er musste sofort mit der Chemotherapie beginnen.

Die verlief ganz gut, er bekam keine Infektionen, keine ernsthaften Komplikationen, er vertrug sie einigermaßen. Trotzdem fand er die Behandlung furchtbar. Die Leukämie verschwand, aber drei Monate später war sie wieder da. Er sollte sofort mit einer neuen Chemotherapie beginnen, doch wenn der Krebs so schnell zurückkehrt, sinken die Überlebenschancen der Patienten auf weniger als zehn Prozent. Für die meisten Patienten ist das trotzdem Grund genug, um die Behandlung fortzusetzen. Für ihn nicht. Er reagierte sehr entschieden. ›Nein‹, sagte er, ›ich will nicht mehr, das ist es mir nicht wert. Sonst steht die letzte Zeit meines Lebens vollkommen im Zeichen dieser Krankheit.‹

Er war jung, stand mitten im Leben, und wir dachten alle: Ist das eine vernünftige Entscheidung? Ich selbst befand mich noch in der Ausbildung, aber die Ärzte um mich herum waren in heller Aufregung und schlugen sogar vor, einen Psychiater einzuschalten, um festzustellen, ob er möglicherweise depressiv war und daher nicht selbstbestimmungsfähig.

Er fragte, was passierte, wenn er auf eine erneute Behandlung verzichtete. Ich erklärte ihm, dass er dann ziemlich bald sterben würde, wir aber versuchen könnten, ihn so lang wie möglich auf den Beinen zu halten. In den folgenden Monaten sah ich ihn oft. Er hatte eine Liste von den Orten erstellt, die er mit seiner Freundin gern noch sehen wollte, und bevor er sich auf eine Reise machte, kam er immer vorbei. Dann gab ich ihm eine Bluttransfusion und stärkende Medikamente, sodass es wieder ein Stück weiterging.

Vier Monate später ist er gestorben. Monate, die er genossen hat. Seine Freundin erzählte später, dass sie seinen Tod besser verarbeiten konnte, weil sie noch eine wirklich schöne Zeit miteinander gehabt hatten. Das hat mich nachdenklich gemacht. Eigentlich ist es doch verrückt, dass unser erster Gedanke war: Ist dieser Mann noch bei Sinnen? Erst später begriff ich, dass ich ihn viel zu sehr durch die medizinische Brille betrachtet hatte. Aus unserer Sicht war die Chemotherapie erfolgreich gewesen, weil er nicht so stark unter Nebenwirkungen zu leiden gehabt hatte, aber er selbst sah das ganz anders. Als Ärzte unterschätzen wir oft, was diese Behandlung für den Patienten bedeutet: zweimal in der Woche ins Krankenhaus, Blutkontrollen, Termine beim Arzt; nach einem Zyklus geht es für ein paar Tage etwas besser, und dann muss man wieder hin. Und die ganze Zeit tickt die Uhr. Wie sieht diese Zeit im Rückblick für die Hinterbliebenen aus?

Wie oft lesen wir in Todesanzeigen, der oder die Verstorbene habe bis zuletzt gekämpft. Aber ist das eigentlich per se gut? Ärzte sind darauf eingestellt, zu behandeln, sie wurden dazu ausgebildet, zu heilen. Manchmal können wir einen Menschen retten. Aber für eine große Gruppe von Patienten ist die Behandlung kein Segen. Dieser Mann hat mir gezeigt, dass es nicht immer die beste Lösung sein muss, eine Behandlung fortzusetzen. Der Vorschlag kam nicht von mir. Damals, vor etwa fünfundzwanzig Jahren, haben Ärzte noch nicht darüber nachgedacht.

Von ihm habe ich gelernt, das Gespräch über das Thema zu suchen. Man ist als Arzt nicht nur dazu da, Leben zu retten. Wir müssen öfter wagen, schwerkranken Patienten aufzuzeigen, dass es Alternativen gibt, dass eine Nichtbehandlung die Lebensqualität möglicherweise sogar verbessert. Heutzutage stehen Ärzte dem viel offener gegenüber als damals, aber ich glaube, dass immer noch viele Behandlungen eine Eigendynamik entwickeln. Sie scheinen wie ein fahrender Zug zu sein, den man nicht zum Halten bringen kann. Wenn die Patienten wissen, worauf sie sich einlassen, ist gegen eine Weiterbehandlung nichts einzuwenden.

Rechtzeitig anhalten – darum geht es. Aber es ist schwer herauszufinden, wann der richtige Zeitpunkt gekommen ist. Die Patienten selbst wissen oft, wann es so weit ist, sie fühlen und begreifen mehr, als wir denken. Dieser Mann war viel mutiger als die Ärzte, er hat die Entscheidung selbst getroffen. Und das habe ich nie vergessen.«

EIN ANGEKÜNDIGTER TOD

Krankenpfleger Arnold van der Leer (65)

»Seine Kühe hatten ihn krank gemacht. Ein Viehbauer im mittleren Lebensalter, der bei uns auf der Station in ein Isolierzimmer gelegt worden war. Er litt an Paratyphus, einer schweren Darminfektion, die er sich vermutlich über verunreinigte Milch zugezogen hatte. Ich sehe ihn vor mir, ich weiß noch genau, in welchem Zimmer er lag.

Die Antibiotika schlugen nicht an, wir waren auf der Suche nach der richtigen Behandlung. Ihm war schlecht, er hatte Fieber und starken Durchfall. Jede Stunde brauchte er die Bettpfanne, obwohl sein Körper eigentlich leer war. Als ich in der Woche mit meinem Nachtdienst begann, stellte er sich vor und überraschte mich mit einer merkwürdigen Ankündigung: Ich würde seinen Tod miterleben. Denn in sieben Nächten sei er tot, erklärte er entschieden.

Ich nahm das nicht ernst. Er war zwar krank, aber nichts deutete darauf hin, dass er so schnell sterben würde. Wir führten Gespräche über seinen Betrieb und seine Familie, aber er kam jedes Mal wieder darauf zurück. Er zählte die Nächte. Als ich zu Beginn meines letzten Nachtdienstes bei ihm am Bett stand, nannte er mir die genaue Uhrzeit: Vor sechs am nächsten Morgen würde es geschehen. In mir kroch ein beklemmendes Gefühl hoch. Er würde doch nicht etwa recht behalten? Ich rief den Internisten an, der meine Geschichte ernst nahm und herüberkam. Er konnte nichts Beunruhigendes feststellen. ›Ruf mich an, wenn dir etwas komisch vorkommt‹, sagte er.

Da ich dem Mann jede Stunde eine Bettpfanne bringen musste, konnte ich ihn im Auge behalten und seinen Zustand prüfen. Gegen drei Uhr klagte er über Atemnot. An seiner Atmung war nichts Ungewöhnliches zu erkennen, trotzdem habe ich den Internisten aus dem Schlaf geklingelt. Er kam sofort. Er untersuchte den Mann und ließ auf der Stelle eine Röntgenaufnahme von Bauchraum und Lunge machen. Aber auch da war nichts Alarmierendes zu entdecken. Der Patient bekam extra Sauerstoff gegen seine Beklemmungen.

Um viertel vor sechs klingelte er erneut. Ich packte eine Bettpfanne und lief schnell zu seinem Zimmer. Als ich hereinkam, sah ich ihn auf die Seite kippen, schief ins Kissen fallen, die Augen nach hinten verdreht. Ich warf die Bettpfanne hin, drückte auf den Alarmknopf, stellte das Bett horizontal und begann mit der Reanimation. Innerhalb einer Minute kam Verstärkung durch den Internisten und das Reanimationsteam. Wir haben eine Dreiviertelstunde gearbeitet und wirklich alles versucht, aber der Mann war nicht zu retten.

Eine halbe Stunde später war mein Nachtdienst beendet, und ich ging nach Hause. Es ist vierzig Jahre her, aber ich weiß noch, wie betroffen ich war, wie leer ich mich fühlte. Seine Familie habe ich nie gesprochen, es wurde auch keine Obduktion gemacht. Wir gingen davon aus, dass er an einer Blutvergiftung gestorben ist.

Es ist bizarr, wenn ein Patient so früh den genauen Zeitpunkt seines Sterbens vorhersagen kann. Für ihn selbst schien der angekündigte Tod eine vollendete Tatsache zu sein. Ich habe das die ganze Woche über ignoriert, weil ich es nicht glauben konnte. Mit meinen Kollegen habe ich nie mehr darüber gesprochen. Aber seit dieser Nacht im Jahr 1981 weiß ich, dass ich die Vorahnungen von Patienten ernst nehmen muss.

Später habe ich als Krankenpfleger in der Anästhesie gearbeitet. Während der kurzen, aber intensiven Gespräche mit Patienten kurz vor der Operation bin ich diesem Phänomen des Öfteren begegnet: Sie kennen ihren Körper so gut, dass sich ihre Vorhersagen über das Gesunden oder die Folgen des Eingriffs oft bewahrheiten. Wir neigen dazu, dem keine Bedeutung beizumessen, weil wir alles rational durchdringen wollen.

Aber wir haben längst nicht alles in der Hand, selbst mit der besten Medizin und den neuesten Operationstechniken nicht. Auch ich war davon ausgegangen, dass es zu schaffen sei, dass wir dem Bauern mit Antibiotika schon wieder auf die Beine helfen würden. Inzwischen ist mir klar, dass es zwischen Himmel und Erde mehr gibt, als man denkt, und dass manchmal Dinge geschehen, die wir nicht erklären können. Ich finde, das ist ein tröstlicher Gedanke.«

EIN MÄDCHEN, GANZ ALLEIN

Kinderarzt
Hugo Heymans (72)

»Sie war weit weg von zu Hause, ganz allein bei uns im Krankenhaus in Amsterdam. Einmal in der Woche bekam sie Besuch von ihren Eltern aus Drenthe, den Rest der Zeit lag sie allein in einem Einzelzimmer. Ein Mädchen im Vorschulalter, ich habe sie noch genau vor Augen. Sie hatte eine schwere Krankheit, wodurch die Leber keine Gallensäure ausscheiden konnte. Das verursachte heftige Schübe, während derer sie ganz gelb wurde und unter einem enormen Juckreiz litt. Sie magerte ab, und es kam ein ganzes Bündel medizinischer Probleme hinzu.

Ich befand mich noch in der Fachausbildung zum Kinderarzt, sie war meine Patientin, und ich schloss sie sehr ins Herz. Ich wohnte in der Nähe der Klinik und ging jeden Abend noch kurz bei ihr vorbei, um ihr gute Nacht zu sagen. In den Ferien musste ich abends anrufen, sonst wollte sie nicht einschlafen. Sie erzählte jedem, dass sie eine Mutter, einen Vater und einen Bruder hatte, *und* Hugo. Für sie war ich zu einem Teil ihrer Familie geworden.

Und dann verschlechterte sich ihr Zustand eines Tages dramatisch. Ich weiß noch, als wäre es gestern gewesen, dass ich an ihrem Bett stand und plötzlich wusste: O Gott, sie stirbt. Ich bin zum Zimmer des Professors gerannt, hineingestürmt und in Tränen ausgebrochen. Er war mitten in einer Art Konferenz, um ihn herum lauter Herren in Anzügen, der Aufsichtsrat des Universitätskrankenhauses war zu Besuch. Ich fürchtete, dass ich den Professor mit meinem Verhalten in Schwierigkeiten gebracht hatte, aber er stand auf, legte den Arm um mich und begleitete mich zurück zur Station. Dort an ihrem Bett sagte er: ›Ja, ich sehe es. Sie wird es nicht schaffen.‹ Noch an demselben Tag ist sie gestorben.

Ich bin auf ihr Begräbnis gegangen – was ich in meiner langen Laufbahn als Kinderarzt danach fast nie mehr getan habe. Nach rund vierzig Jahren habe ich jede Einzelheit dieses Tages noch genau vor Augen. Die Oberschwester kam mit, zusammen fuhren wir im Auto nach Drenthe. Genauer gesagt nach Westerbork – an einen Ort, mit dem ich schreckliche Assoziationen verknüpfte. Hier waren meine Eltern und mein Bruder im Krieg gefangen gewesen, bevor sie abgeholt und in ein Konzentrationslager gebracht wurden. Wir landeten in einem Café mit einem kleinen Nebenraum. Ich weiß noch, dass mich der Vater des Mädchens, als wir hereinkamen, beiseitenahm und fragte, ob ich noch einen Blick auf das Kind werfen wolle. Sie hätten den Sarg noch offen gelassen. Da lag sie, das kleine Mädchen, dem ich ein Jahr lang jeden Abend gute Nacht gewünscht hatte, zu dem ich oft extra ins Krankenhaus geradelt war. Ich hatte selbst gerade eine Tochter bekommen, und wieder musste ich weinen. Ich sehe mich noch an ihrem Grab stehen, unter einem Baum. ›Wir haben einen schönen Platz für sie ausgesucht‹, sagte der Vater und legte einen Arm um mich. Fast, als müsste er mich trösten.

Die Geschichte dieses Mädchens hat mich als Arzt geprägt. Damals war man ein guter Arzt, wenn man seine Gefühle verschließen konnte. Aber ich bin davon überzeugt, dass man dann seinen Beruf nicht verstanden hat. Die Medizin ist nicht neutral und unverbindlich, man muss sich in seine Patienten hineinversetzen können.

Nach dem Begräbnis habe ich noch lange mit den Eltern über ihre Tochter gesprochen, und ich hoffe, dass sie daraus etwas Kraft schöpfen konnten. Ich konnte ihnen – als einer der wenigen, der wusste, wie es ihr in dem letzten Jahr ergangen war – versichern, dass sie sich im Krankenhaus gut aufgehoben gefühlt hatte und dass ihr Leben nicht zu retten gewesen war. Als praktizierender Kinderarzt habe ich später, in Gedanken an dieses Mädchen, im Dezember immer alle jene Eltern angerufen, die in dem Jahr ein Kind verloren hatten. Einfach um zu fragen, wie es ihnen geht. Und ihnen das Gefühl zu geben, dass sie alles, was möglich war, getan hatten. Ich weiß nun, wie entscheidend das ist. Der Tod eines Kindes ist nicht zu verarbeiten. Als Arzt sollte man den Eltern dabei helfen weiterzuleben.«

EIN BROT MIT ERDNUSSBUTTER

Anästhesistin und Intensivärztin Meta van der Woude (53)

»Es war ein Dienstagmittag in den Sommerferien, auf der Arbeit war ihr schlecht geworden, sie hatte hyperventiliert und auf der Fahrt im Rettungswagen schnell das Bewusstsein verloren. Im Krankenhaus wurde ein Hirnscan gemacht, der nichts Auffälliges zeigte, aber währenddessen erlitt sie einen Herzstillstand. Wir begannen, zu reanimieren, sie wurde auf die Intensivstation gebracht, wo wir die Reanimation fortsetzten. Es war mühsam, ihr Herz kam nicht richtig in Gang, ich sah schon kommen, dass es nicht gut ausgehen würde.

Ich bat ihre Eltern und ihren Freund, die eilends ins Krankenhaus gekommen waren, über eine Organspende nachzudenken. Ich weiß noch, dass der Freund gleich in ihrer Handtasche den Organspendeausweis suchte. Nach einem sehr bewegenden Gespräch gaben sie ihre Zustimmung. Eine Stunde, nachdem sie eingeliefert worden war, starb sie. Bevor wir ihre Nieren entfernten, nahmen wir zehn Röhrchen Blut ab, damit in der Uniklinik eine Gewebetypisierung vorgenommen werden konnte. So lässt sich bestimmen, wer für die Organe am ehesten infrage kommt.

Um die Ursache des Herzstillstands herauszufinden, beschlossen wir, ihr Blut von einem Toxikologen untersuchen zu lassen. Die Autopsie hatte nichts ergeben, der Leichnam wurde vom Bestattungsunternehmer abgeholt, sie sollte am Montag darauf beigesetzt werden. Und dann kam ein Anruf vom Toxikologen, am Freitagnachmittag. Er hatte Spuren von Koffein und Schokolade in ihrem Blut gefunden, aber auch Spuren eines unbekannten Stoffs, dem mit den herkömmlichen Mitteln nicht auf die Spur zu kommen war. Ich rief den Leichenbeschauer der Gemeinde an, der gleich ins Krankenhaus kam, zusammen mit der Polizei.

Der Leichnam der jungen Frau wurde ins forensische Institut nach Rijswijk gebracht. Dort konnte man in ihrem Körper nichts Verdächtiges finden, und für eine größere toxikologische Untersuchung hatten wir ihr zu wenig Blut abgenommen. Dann fielen mir plötzlich die zehn Röhrchen Blut ein, die wir im Zusammenhang mit der Nierenspende in die Uniklinik geschickt hatten. Es stellte sich heraus, dass noch genügend davon übrig waren. Ein paar Tage später kamen die Forensiker dem unbekannten Stoff in ihrem Blut auf die Spur. Es handelte sich um Zyanid. Die Frau musste vergiftet worden sein.

Ihre Kollegen erzählten der Polizei, dass ihr schlecht geworden war, nachdem sie auf der Arbeit eines der Brote gegessen hatte, die ihr Freund für sie gemacht hatte. Es war Erdnussbutter mit Schokostreuseln drauf. Sie hatte nur ein paar Bissen davon genommen, denn es hatte ihr nicht geschmeckt. Ihr Freund war Chemiker, er wurde gleich festgenommen. Die Polizei spürte den Rest ihres Brotes auf, aber seltsamerweise war kein Zyanid darin zu finden. Wie hatte sie es dann eingenommen?

Nach einem langen Verhör gestand ihr Freund schließlich, dass er das Brot für seine Freundin mit einem Konservierungsmittel beschmiert hatte, das im Labor benutzt wird und sich erst im Körper zu Zyanid umsetzt. Als Chemiker wusste er, dass er auf diese Weise seine Spuren verwischen konnte. In den Brotresten ließ sich das Konservierungsmittel tatsächlich nachweisen.

Von der Polizei habe ich später erfahren, was sein Motiv war. Er hatte eine Persönlichkeitsstörung. Seine Freundin wollte heiraten und Kinder haben. Dadurch fühlte er sich so unter Druck gesetzt, dass er keinen anderen Ausweg sah, als sie umzubringen. Der Richter verurteilte ihn zu einer Gefängnisstrafe und anschließender Sicherungsverwahrung. Seitdem bin ich bei unerwarteten Todesfällen viel mehr auf der Hut. Ich schalte schneller den Gerichtsmediziner ein, ich bewahre für alle Fälle mehr Blut eines Verstorbenen auf, sodass es später noch untersucht werden kann.

Eine junge Frau, die unter unseren Händen gestorben ist, die vergeblichen Bemühungen dahinterzukommen, was mit ihr los war, die Panik und der Kummer ihrer Eltern: Das alles hat bei meinen Kollegen und mir einen starken Eindruck hinterlassen. Und dann dieser Freund an ihrem Bett, so betrübt und betroffen, dabei hatte er am Morgen das vergiftete Brot für sie geschmiert. In der letzten Stunde vor ihrem Tod haben wir mit ihrem Mörder dagestanden und gesprochen. Das erfüllt mich noch immer mit Abscheu. Er hatte den fast perfekten Mord begangen – aber da sie ihre Organe gespendet hat, konnte er doch noch entlarvt werden.«

ÄRZTIN UND TOCHTER

Gynäkologin in Ausbildung
Irene Koning (33)

»Vor anderthalb Jahren kam sie zum ersten Mal in die Notaufnahme. Am Wochenende war sie noch gejoggt, in der Nacht auf Montag hatte sie plötzlich höllische Bauchschmerzen bekommen. Auf dem Scan war zu sehen, dass ihr Darm durch einen Tumor blockiert wurde. Während der Operation wurde deutlich, dass der Tumor nicht vollständig entfernt werden konnte. Drei Wochen später kam der endgültige Befund: Sie hatte Eierstockkrebs im fortgeschrittenen Stadium. Es war nichts mehr zu machen.

Ich bin nicht ihre Ärztin, sie wird in einem anderen Krankenhaus behandelt. Trotzdem spielt sie in meinem Leben als Ärztin eine unersetzliche Rolle. Denn sie ist meine Mutter. Ich suche Informationen für sie heraus, stelle Nachfragen bei meinen Kollegen. Mit ihr aber spreche ich über so viel mehr als über die medizinische und wissenschaftliche Seite ihrer

Erkrankung. Es geht oft um ihre Unsicherheit und um die Zukunft. Sie erzählt mir, dass sie sich von ihrem Körper verraten fühlt, plötzlich ist sie eine Krebspatientin, jeden Tag, und das wird nie der Vergangenheit angehören. Ich frage sie, ob sie ihr Leben anders eingerichtet hätte, jetzt, wo das Ende früher kommt als erwartet. Und sie antwortet entschieden, dass sie nichts mehr braucht, dass aber jeder schöne Tag ihr sehr willkommen ist. Diese Gespräche sind es, über Themen, die ich bei meinen Patientinnen nicht ohne Weiteres ansprechen würde, die für mich als Ärztin ungeheuer wertvoll sind.

Für uns junge Ärzte ist der Patient vor allem Patient, der Kontakt ist meistens rein fachlicher Natur. Nicht dass wir keine Empathie hätten, aber wir sind doch in erster Linie mit der Frage beschäftigt: Was hat dieser Patient oder diese Patientin, und was kann ich dagegen tun? So werden wir ausgebildet. Wir lernen, welche Untersuchungen gemacht werden müssen, um eine Diagnose zu bestätigen oder auszuschließen, und was aus wissenschaftlichen Studien bekannt ist. Aber dank meiner Mutter lerne ich, meine Patientinnen mit einem anderen Blick zu sehen. Sie stellen mir genau die Fragen, die auch meine Mutter beschäftigen, sie teilen ihre Unsicherheit.

Ich begreife inzwischen, wie stark die Auswirkungen einer Krebserkrankung auf die Umgebung sind. Die meisten meiner Patientinnen haben Familie – Ehepartner, Kinder, Freunde –, lauter Menschen, die davon betroffen sind und deren Leben sich innerhalb kurzer Zeit völlig verändert, so wie das bei uns der Fall ist.

Neulich ging ich am frühen Nachmittag bei einer Patientin vorbei und sah an ihrem Bett drei weinende Kinder sitzen. Sofort kam mir die Parallele in den Sinn: In der Woche zuvor hatte ich in einem anderen Krankenhaus mit meinen beiden

Schwestern am Bett unserer Mutter gesessen. An einem Tag bin ich Ärztin, am nächsten Tag bin ich Tochter. Schon diese Erkenntnis verändert mich als Ärztin.

Die Chemotherapie schlägt an. Der Krebs kann nicht besiegt werden, aber man kann das Leben meiner Mutter verlängern. Sie ist stark und entschieden, sie hat gern die Kontrolle. Doch seit Kurzem kennt sie auch ängstliche Momente, denn die Kontrolle droht ihr zu entgleiten. Sie fragte mich, ob ich ihre Bitte um Sterbehilfe lesen wolle. Es würde ihr helfen, sagte sie, wenn wir zusammen darüber sprechen könnten. Es wurde ein sehr bewegendes Gespräch. Gespräche mit ihr berühren mich immer sehr.

Und jedes Mal, wenn ich mit ihr spreche, hinterlässt das einen unauslöschlichen Eindruck bei mir. Weil sie das, was sie will, was sie fühlt und durchmacht, so gut in Worte fassen kann. Könnten alle meine Patientinnen sich so klar ausdrücken, wüsste ich schneller, woran sie laborieren, und könnte ihnen besser helfen.

Durch das, was mit ihr, mit uns geschieht, wird mir deutlich, dass jeder Patient, jede Patientin von einem ganzen Leben umfangen ist. Meine Mutter hat mich zu einer besseren Ärztin gemacht. Ich gehe zu ihr in die Sprechstunde, und sie kommt zu mir.«

EIN FATALER ABEND

Geriater
Bert Keizer (71)

»Er war als junger Mann aus Surinam in die Niederlande gekommen und im Nu heroinabhängig geworden, mit all dem dazugehörigen Elend: Er verfiel, zog sich einen Lungenabszess zu, und schlussendlich bekam er Aids. So landete er eines Tages bei uns im Pflegeheim, in der Abteilung, wo die hoffnungslosen Fälle aus der Stadt angespült wurden. Heroinprostituierte, unheilbare Alkoholiker, obdachlose Junkies, die dem harten Leben auf der Straße nicht mehr gewachsen waren – sie alle fanden bei uns Unterschlupf.

Von jemandem, der auf der Straße lebt, erwartet man vielleicht ein grobes, unangepasstes Verhalten, aber er war ein auffallend sanfter und lieber Kerl. Und er war einmal hübsch gewesen, das sah man. Ich fand ihn sehr anrührend. Nach all den Jahren des Kämpfens und Anschaffens hatte er es bei uns endlich gut. Manchmal kochte er für die ganze Abteilung köstliches surinamisches Essen. Aber das Leben auf der Straße, so auszehrend es auch sein mochte, hatte doch eine starke Anziehungskraft. Die Spannung, die Verschiedenheit der Menschen, es war eine aufreibende Existenz. Dagegen war es in unserem Heim *fucking boring*, wie er sagte. Also ging er doch manchmal in die Stadt, geriet erneut an Drogen und kam nach einer Weile, krank, wieder zurück. Wir hatten immer einen Platz für ihn.

So ging das über Jahre. Bis er eines Tages auf sein Leben zurückblickte. Er hatte alle Chancen im Leben verpasst: Er hatte keine Frau, keine Kinder, keinen Job. Es gab nur einen Bruder, der ab und zu vorbeikam. Auf der Straße wollte er nicht mehr leben, aber die Aussicht, als Mann in den Fünfzigern für den Rest des Lebens in einem Pflegeheim zu sein, fand er auch furchtbar. Und dann fasste er einen Entschluss. ›Ich will sterben‹, sagte er. Er hörte auf, seine Aids-Medikamente zu nehmen, aber das erwies sich als eine ungünstige Methode, um den Tod herbeizuzwingen. Es würde sich elend lange hinziehen.

An dem fatalen Abend sah der Wachdienst, dass seine Zimmertür offen stand, und es kam ein Windzug heraus. Das Zimmer war leer. Sie fanden ihn unten im Gebüsch, er war aus dem zweiten Stock gesprungen. Er war schrecklich zugerichtet, bewusstlos, Pneumothorax, überall Knochenbrüche, kaputte Nieren.

Ich besuchte ihn im Krankenhaus auf der Intensivstation, in einem Zimmer, wo er an das Beatmungsgerät angeschlossen war. Er tat mir unendlich leid. Wie sollte er hier je wieder herauskommen? Ich bat um ein Gespräch und fand mich einer großen Gruppe von Ärzten und einem Medizinethiker gegenüber. Seinen Sterbewunsch hatte er nicht schriftlich festgehalten, also wappnete ich mich. Ich sagte: ›Ihr habt seinen Körper, aber ich habe seine Seele. Wenn ihr ihn ins Leben zurückbringen wollt, muss es gewährleistet sein, dass er in ein schönes Leben kommen kann.‹ Und dann habe ich seine Seele vor all den Kollegen auf den Tisch gelegt: Ihn erwartete nichts als eine fürchterliche Zukunft. Sein Bruder war dabei, er sah das genauso.

Wir fanden Gehör, es wurde ein gutes Gespräch. Seine Verletzungen waren so gravierend, gaben die Ärzte zu verstehen, dass er niemals wiederhergestellt werden konnte. Sie beschlossen, ihn noch an demselben Nachmittag von den Apparaten abzukoppeln. Um halb sieben am Abend wurde ich zu Hause angerufen und erfuhr, dass er gestorben war. Ich musste auf einmal weinen, was mich selbst überraschte, denn ich weine nicht so leicht.

Hätte ich ihm zu einem anderen Ende verhelfen können? Das habe ich mich seitdem oft gefragt. Ich wollte nicht, dass er stirbt, was vielleicht seltsam klingt. Ich mochte ihn, und ich fand es so schade um ihn. Er drängelte nicht, er forderte keine Hilfe von mir. Deshalb musste er es selbst tun, mitten in der Nacht. Das beschäftigt mich noch immer.

Ich betrachtete sein Leben, so wie er es selbst betrachtet hatte. Eine vollkommen missglückte Immigrantenexistenz. Ein netter Mensch, gut ausgebildet und mit einem feinen Charakter, warum war das alles so schiefgelaufen? Sein Bruder holte das bisschen Hab und Gut ab – ein ganzes Leben in einem Müllbeutel. Mir stand plötzlich so deutlich vor Augen, dass mein Wohl nicht mein eigenes Verdienst war, ich sah, wie viel Glück ich in meinem Leben gehabt hatte. Und ich war zutiefst traurig über seinen Tod.«